FITTE UND STARKE GELENKE

DR. MED. WOLFGANG SCHILLINGS

Stiftung Warentest

INHALTS-VERZEICHNIS

Erklärung der Symbole

Jede farbige Textpassage bietet Ihnen spannende und besonders wissenswerte Zusatzinformationen. Diese Symbole zeigen Ihnen, was Sie hier erwartet.

Gut zu wissen | **Achtung!** | **Verblüffendes** | **Eine kurze Anleitung** | **Aus der Forschung**

UNSER KÖRPER AN DEN KNOTEN-PUNKTEN

Sie sind ohne Übertreibung ein wahres Wunderwerk im Gefüge des menschlichen Bauplans: die Gelenke Ihres Körpers. Lesen Sie, staunen Sie und überzeugen Sie sich selbst!

Eine erstaunliche Entwicklung

Leben bedeutet Mobilität. Dafür ist Ihr Körper mit einem „Bewegungsapparat" ausgestattet. Der entscheidende Baustein darin sind die Gelenke.

Ihre Gelenke sind für Sie wahrscheinlich so selbstverständlich, dass Sie kaum über sie nachdenken. Springen, hocken, greifen, halten – viele Bewegungen laufen ganz automatisch ab und lassen schnell vergessen, über wie viele Millionen von Jahren sich die Gelenke entwicklungsgeschichtlich bis zur heutigen Form angepasst haben. Betrachten Sie dagegen die Welt der Pflanzen und ihre feste Verwurzelung an einem Standort, wird der Unterschied zwischen Stillstand und Bewegung schnell deutlich. Kurzum: Eine Pflanze kann weder vor Feinden weglaufen noch auf attraktive Ziele zusteuern. Pflanzen haben es jedoch auf andere Weise geschafft, ihr Überleben zu sichern: Durch eine Anpassung des Stoffwechsels konnten sie beispielsweise Lock- und Farbstoffe erzeugen, um erwünschte Helfer anzulocken, oder eben Giftstoffe produzieren, um ungebetene Gäste fernzuhalten. Zur Fortpflanzung nutzen sie entweder die Kraft des Windes, um ihre Samen zu verstreuen, oder verpacken diese in Früchte, die von Tieren gegessen und an anderer Stelle wieder ausgeschieden werden. Eine eigene Bewegung wie von Tier und Mensch ist für Pflanzen nicht zuletzt aufgrund fehlender Gelenke einfach nicht möglich. Auch innerhalb der Tierwelt gibt es große Unterschiede: Vergleichen Sie nur den Bewegungsradius einer Schnecke mit dem eines Geparden, der es bis auf 120 Kilometer pro Stunde im Sprint schafft. Obwohl es sehr viele Tiere gibt, die deutlich schneller sind als der Mensch und weniger anfällige Gelenke haben, hat dieser es letztendlich doch zum am höchsten entwickelten Säugetier geschafft. Dafür verantwortlich ist zwar an erster Stelle sein äußerst differenziert ausgebildetes Gehirn, doch der aufrechte Gang und die entsprechend angepassten Gelenke verleihen dem Menschen darüber hinaus einen beachtlichen Bewegungsradius, der diese Hochentwicklung widerspiegelt.

VOM VIER- ZUM ZWEIBEINER: Die Zweibeinigkeit gilt als eines der Hauptmerkmale des Menschen. Wie es dazu und zur damit verbundenen Anpassung der Gelenke kam, ist nicht eindeutig geklärt. Fest steht jedoch, dass sich im Laufe der Evolution an den Füßen ein Längs- und Quergewölbe ausgebildet hat, womit sich diese auf Fortbewegung spezialisiert haben. Dadurch wurden die Hände frei für das Halten und Greifen und ermöglichten die Ausführung immer komplexerer Tätigkeiten.

An dieser Stelle verdient Ihr Daumensattelgelenk eine besondere Erwähnung. Denn diese spezielle Verbindung zwischen dem ersten Mittelhandknochen und den Handwurzelknochen erlaubt differenzierte grob- und feinmotorische Aktionen wie beispielsweise zu hämmern, zu schreiben und zu musizieren. Dies zeigt, dass sowohl die körperliche als auch die geistige Beweglichkeit eines Lebewesens direkt mit der Ausbildung seiner Gelenke und ihrer eindrucksvollen Nutzbarkeit zusammenhängt.

Uneingeschränkte Mobilität

Wenn wir geboren werden, ist unser Bewegungsradius noch nicht viel größer als der einer Pflanze. Im Gegensatz zu vielen Säugetieren, die bereits wenige Stunden nach der Geburt aufstehen und umherstreifen können, sind menschliche Babys „Nesthocker". Bis sich die Motorik so weit entwickelt hat, dass die ersten selbstständigen Schritte möglich sind, vergeht zumeist ein ganzes Jahr. Für die weitere Entwicklung in den folgenden Lebensjahren bedarf es vor allem einer Kräftigung der Muskulatur sowie der Fähigkeit, den Einsatz der verschiedenen Gliedmaßen zu koordinieren. Kraft und Balance gilt es also zu schulen.

Während die etwa 300 Knochen eines Säuglings aufgrund eines hohen Knorpelanteils noch biegsam sind, wachsen sie später teilweise oder komplett zusammen. Das erklärt auch, warum ein Erwachsenenskelett aus „nur noch" etwas mehr als 200 Knochen besteht. Der Verknöcherungsprozess, der bereits im Mutterleib beginnt, endet erst mit der Umstellung der hormonellen Situation in der Pubertät. Die Gelenke sind zu diesem Zeitpunkt bereits voll einsatzfähig und der junge Erwachsene längst eigenständig mobil.

Echte und unechte Verbindungen

Damit Sie Ihr ausgetüfteltes Bewegungssystem mit all seinen Möglichkeiten nutzen können, sind die 200 Knochen des menschlichen Skeletts über flexible Schnittstellen miteinander verbunden. Über 120 Gelenke sorgen für ein harmonisches Zusammenspiel Ihrer Knochen und lassen Sie Dinge vollführen, die kaum ein anderes Lebewesen schafft. Im Einzelnen sind das: zwei Kiefergelenke, etwa 48 Wirbelgelenke, zwei Schultergelenke, zwei Schultereckgelenke, zwei Ellbogengelenke, zwei Handgelenke, zwei Daumensattelgelenke, 28 Fingergelenke, zwei Hüftgelenke, zwei Kniegelenke, zwei Sprunggelenke und 28 Zehengelenke. Und das sind nur die sogenannten echten Gelenke (Diarthrosen). Es handelt sich dabei um mindestens zwei miteinander in Verbindung stehende Knochen, die von einer Gelenkkapsel umschlossen und durch einen Spalt vollständig voneinander getrennt sind – sich also bestenfalls nie berühren sollten. In diesem Punkt unterscheiden sich die echten von den unechten Gelenken. Bei den sogenannten Synarthrosen oder kontinuierlichen Gelenken sind die Verbindungen zwischen den Knochen über Knorpel oder Bindegewebe miteinander verschmolzen, es gibt somit keinen Gelenkspalt, was ihre Bewegungsfähigkeit deutlich einschränkt. Insgesamt verfügt Ihr Körper über etwa 70 unechte Gelenke, zum Beispiel am Schädel und am Becken sowie zwischen Schien- und Wadenbein. Synarthrosen spielen beim Wachstum eine Rolle, wo sie bei der Ausbildung der Knochen als eine Art Puffer dienen.

Gelenk ist nicht gleich Gelenk

Passend zu den unterschiedlichen Knochen und ihren jeweiligen Anforderungen und Funktionen ist Ihr Körper mit ganz verschiedenen echten Gelenken bestückt. Diese unterscheiden sich je nach Form in ihren Bewegungsmöglichkeiten: Einachsige Gelenke haben zwei Hauptbewegungsrichtungen, dazu gehören die Scharniergelenke und die Zapfen- beziehungsweise Radgelenke. Zweiachsige Gelenke haben vier Hauptbewegungsrichtungen. Dazu zählen die Sattel- und Eigelenke. Mit sechs Hauptbewegungsrichtungen ermöglichen dreiachsige Gelenke die meisten Bewegungsmöglichkeiten im Raum, dafür sorgen die Kugel- und Nussgelenke. Das Nussgelenk ist eine Sonderform des Kugelgelenks, bei dem die Gelenkpfanne größere

Anteile des Gelenkkopfs umschließt und damit dessen Bewegungsspielraum gegenüber dem kugelförmigen Gelenk verringert.

Die sechs Bewegungsrichtungen von Gelenken sind die Beugung und Streckung, das Weg- und Hinführen von Skelettteilen zum Körper (Ab- und Adduktion) sowie die Innen- und Außenrotation, das heißt, das Bewegen eines Knochens um die Längsachse nach innen beziehungsweise nach außen. Wie so oft gilt auch bei den Gelenken das Motto „use it or loose it"! Wer seine Gelenke in Bewegung hält, kann vom gesamten Potenzial ihrer Mobilität profitieren.

In enger Partnerschaft: Knochen, Knorpel & Co

Ein Gelenk besteht nicht nur aus zwei Knochen, die aufeinandertreffen. Variable Strukturen ermöglichen eine größtmögliche Mobilität.

Der Bewegungsapparat des Menschen ist ein komplexes Organsystem, das Ihnen Haltung, Stabilität und Mobilität verleiht und damit (Fort-)Bewegung erst möglich macht. Mediziner unterteilen das System in einen aktiven und einen passiven Bewegungsapparat (auch Stützapparat genannt), die eine funktionelle Einheit als sogenannter Stütz- und Bewegungsapparat miteinander bilden. Während der aktive Teil des Systems, allen voran die Muskeln, dafür sorgt, dass Sie Ihre Gelenke willentlich einsetzen können, umfasst der passive Bewegungsapparat die Strukturen, die Ihrem Körper Form und Halt geben und ihn stützen. Er bestimmt letztlich die Gestalt eines Menschen und gibt vor, wo überhaupt Bewegung möglich ist. Der passive Bewegungsapparat besteht aus Ihrem Skelett und seinen verschiedenen Anteilen: den Knochen, Knorpeln, Gelenken, Bändern und Bandscheiben.

Flexibles Knochengerüst

Die Protagonisten eines echten Gelenks sind ganz klar die beteiligten Knochen. Betrachtet man ein menschliches Skelett, könnte man leicht den Eindruck eines passiven und starren Gebildes gewinnen. Doch die Knochen Ihres Körpers sind alles andere als totes Gewebe. Sie sind äußerst flexibel und passen sich wechselnden Belastungen optimal an. Während des gesamten Lebens baut sich Knochensubstanz immer wieder auf und ab. Hormone wie beispielsweise das Parathormon steuern diesen Vorgang. Sinkt der Kalziumspiegel im Blut, regt das Parathormon die sogenannten Osteoklasten an. Diese Gegenspieler der knochenbildenden Osteoblasten lösen Kalzium aus den Knochen, damit der Kalziumblutspiegel wieder ansteigt. Das Hormon Kalzitonin bremst dagegen die Tätigkeit der Osteoklasten. So wird ein übermäßiger Knochenabbau verhindert. Auf diese Weise dienen die Knochen als Speicherraum für wichtige Mineralien, denn viele Körpergewebe brauchen beispielsweise Kalzium, um optimal arbeiten zu können. Deshalb findet ein ständiger Kalziumaustausch zwischen dem Blut als Transportmedium und den Knochen statt. Bei Kindern und Jugendlichen wirken sich vor allem die genetische Veranlagung, Kalzium, Vitamin D und körperliche Belastung auf das Knochenwachstum aus.

DAS SONNENVITAMIN: Vitamin D reguliert den Kalzium- und Phosphatstoffwechsel und hat damit wesentlichen Einfluss auf die Stabilität der Knochen. Es ist an vielen weiteren Stoffwechselprozessen beteiligt und wichtig für Ihr Abwehrsystem sowie Ihre Muskulatur. Vitamin D wird als einziges Vitamin durch Sonnenlicht über die Haut gebildet und zumeist nicht ausreichend über die Ernährung zugeführt. Wer also nicht genügend Sonne tankt, sollte nach Rücksprache mit seinem Arzt ein Vitamin-D-Präparat zu sich nehmen.

Mit Beginn der Pubertät übernehmen die Sexualhormone die wichtigste Rolle für den Knochenstoffwechsel. Dann sorgt Östrogen bei der Frau und Testosteron beim Mann für die nötige Knochendichte. Da ein Knochen, der nicht belastet wird, sich ebenso wie ein Muskel abbaut, ist die wichtigste Maßnahme zur Erhaltung eines stabilen und flexiblen Gerüsts die körperliche Betätigung. Das heißt: Auch Knochen wollen regelmäßig bewegt werden!

DIE MENSCHLICHEN GELENKARTEN

Der unterschiedliche Aufbau der Gelenke unterstützt die Funktion der verschiedenen Knochen. Eine geniale Ingenieurleistung unseres Körpers.

KUGELGELENK

Aufbau: konkave Gelenkpfanne + konvexer Gelenkkopf (kugelförmig)

Bewegungsmöglichkeit: drei Bewegungsachsen, sechs Bewegungsrichtungen (vorn, hinten, oben, unten, innen, außen)

Beispiel: Hüftgelenk, Schultergelenk

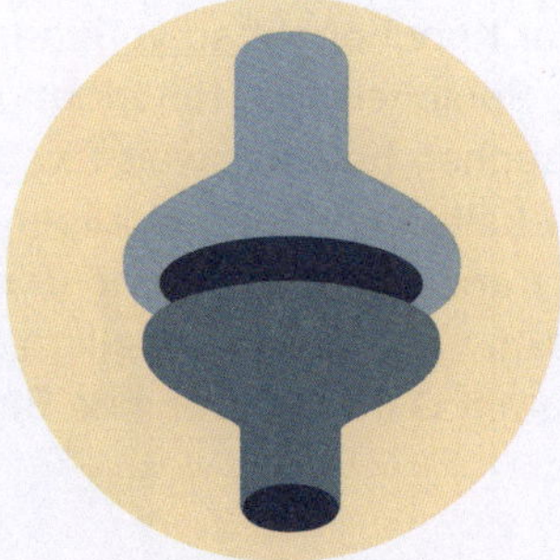

EIGELENK

Auch Ellipsoidgelenk genannt

Aufbau: konkave Gelenkpfanne + konvexer Gelenkkopf (eiförmig)

Bewegungsmöglichkeit: zwei Bewegungsachsen, vier Bewegungsrichtungen (beugen, strecken, rechts, links)

Beispiel: Handgelenke

RADGELENK

Auch Zapfengelenk genannt

Aufbau: rinnenförmige Gelenkpfanne + walzenförmiger Gelenkkopf

Bewegungsmöglichkeit: eine Bewegungsachse, kreisförmige Bewegungsrichtung (Rotation in beide Richtungen/Drehbewegungen um die Längsachse)

Beispiel: Gelenk zwischen Elle und Speiche

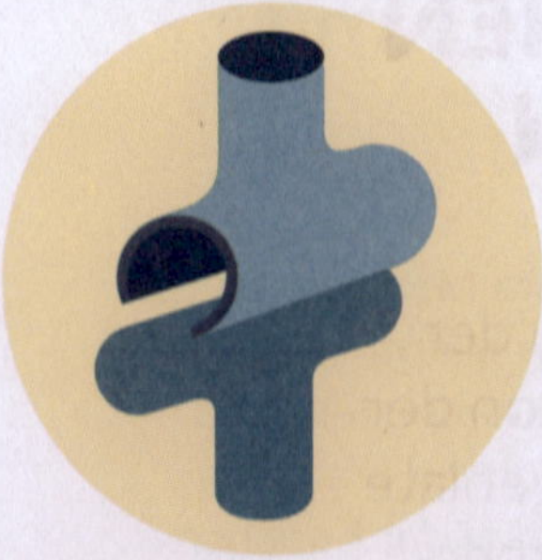

SCHARNIERGELENK

Auch Walzengelenk genannt

Aufbau: zylinderförmige Gelenkpfanne + walzenförmiger Gelenkkopf

Bewegungsmöglichkeit: eine Bewegungsachse, zwei Bewegungsrichtungen (beugen, strecken)

Beispiel: Ellbogengelenk, oberes Sprunggelenk

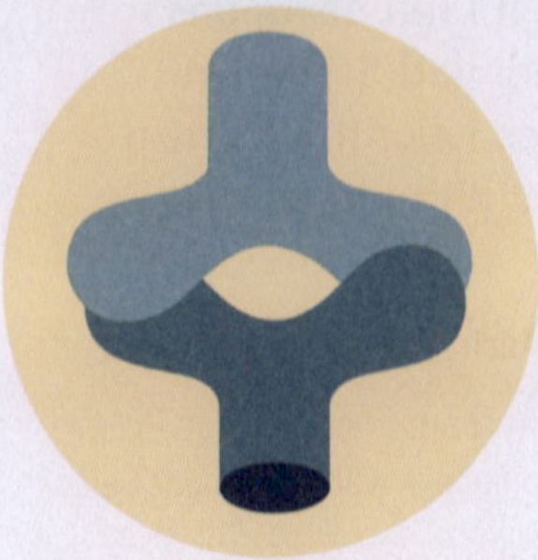

SATTELGELENK

Aufbau: zwei reitsattelförmige Gelenkflächen

Bewegungsmöglichkeit: zwei Bewegungsachsen, vier Bewegungsrichtungen (vorn, hinten, rechts, links)

Beispiel: Daumensattelgelenk

AUFBAU EINES GELENKS

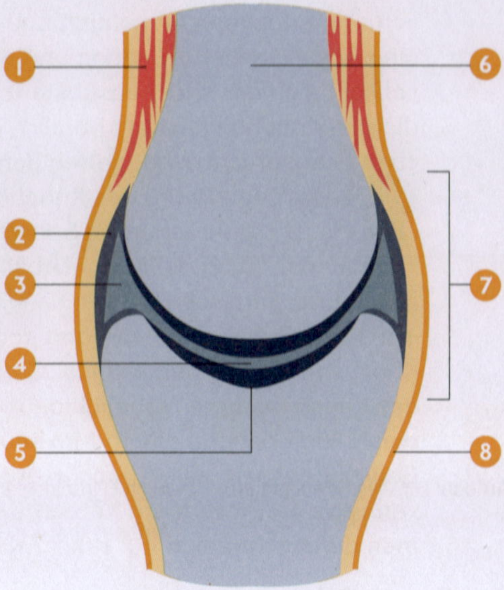

1: Muskel

2: Gelenkinnenhaut

3: Gelenkschmiere

4: Gelenkspalt

5: Gelenkknorpel

6: Knochen

7: Gelenkkapsel

8: Bänder

Geniales Leichtbauprinzip mit enormen Kräften

Etwa 200 einzelne Knochen – das ist alles, was vom Menschen nach dessen Tod und bis zu 50 Jahre danach noch übrig bleibt. Länger halten sich lediglich die Zähne. Diese beiden Strukturen stellen zugleich die festesten Bauteile Ihres Körpers dar. Knochen bestehen aus Knochenzellen (Osteozyten) und organisch verkalkter Knochensubstanz und erhalten ihre hohe Zug- und Druckfestigkeit durch ihren speziellen Aufbau. Außen umgibt eine dicke gelbliche Haut (Periost) den Knochen. Da im Periost neben Blutgefäßen auch Nerven verlaufen, ist es im Gegensatz zum Knochen selbst schmerzempfindlich. Die Knochenhaut schützt und ernährt den Knochen und bietet eine Ansatzstelle für Sehnen und Bänder. An die Knochenhaut schließt sich die Knochensubstanz (Kortikalis) an. Die Dicke dieses dichten Knochengewebes variiert, je nachdem, wie stark der Knochen beansprucht wird, getreu dem Motto „form follows function".

Den größten Raum des Knochens nehmen zarte Knochenbälkchen ein. Diese sogenannte Spongiosa bildet ein schwammartiges Füllmaterial. Auch die Knochenbälkchen ordnen sich je nach funktionellen Erfordernissen an. Die einwirkenden Kräfte führen dazu, dass sich für jede Belastungsart genau die nötige Anzahl und Stärke an Knochenbälkchen verzweigen. Gerade durch dieses Leichtbauprinzip des Knocheninneren, ähnlich dem eines Lastkrans mit möglichst wenig Material und einem Maximum an Leistung, wird enorm viel Gewicht gespart. Alle Knochen des Menschen haben einen Anteil von etwa 10 Prozent am Körpergewicht und wiegen damit zusammen durchschnittlich nur rund 7 Kilogramm.

KNOCHENVIELFALT IN VIER KATEGORIEN: Die Röhrenknochen bestehen aus einem langen Mittelstück (Diaphyse) und zwei verdickten Enden (Epiphysen). Dazwischen liegt bei wachsenden Knochen die Wachstumsfuge, wo die Verknöcherung stattfindet. Dazu kommen die kurzen Knochen, etwa an Händen und Füßen, sowie die lufthaltigen Knochen (z. B. Sieb-, Keil-, Stirnbeine) mit Hohlräumen. Die platten Knochen des Brustbeins, Schädels, Hüftbeins und Schulterblatts produzieren jeden Tag Milliarden von Blutzellen.

Harmonisches Gelenkspiel

Ohne ihn wäre jede Bewegung ganz schön schwerfällig, und schmerzhaft noch dazu. Wie eine Zuckergussschicht liegt der Knorpel auf den Enden der Knochen, die zusammen ein Gelenk bilden. Dadurch ermöglicht er, dass diese bei Bewegung sanft und geschmeidig aneinander vorbeigleiten. Er ist also entscheidend für eine einwandfreie Gelenkfunktion und schützt zugleich die Knochen. Der hyaline Gelenkknorpel ist bis zu 5 Millimeter dick, besteht zu etwa 70 Prozent aus Wasser und sieht milchig-glasig aus. Er ist enorm druckelastisch und wirkt als Belastungsverteiler. Mechanische Belastungen wie sie beispielsweise im Sprung- und Kniegelenk beim Laufen oder Springen verstärkt auftreten, werden vom Knorpel gedämpft beziehungsweise abgepuffert. Um seinen Funktionen gerecht zu werden, besteht er aus drei Schichten. Die erste Schicht aus Kollagenfasern sorgt für ein harmonisches Gleiten und dient als Polster. Die zweite setzt sich aus Kollagenfasern und Knorpelzellen zusammen, durch die punktuell einwirkende Belastungen auf eine größere Gelenkfläche verteilt werden können, um Überlastungen einzelner Zonen zu verhindern. Die dritte Schicht schließlich stellt den Übergang dar, an dem sich Knorpel und Knochen verzahnen. Diese sogenannte Tide Line ist gezackt, was sinnvoll ist, weil der Knorpel auf rauer Oberfläche besseren Halt findet.

Knorpel ist eine nahezu perfekte Konstruktion, gäbe es da nicht diesen einen Haken: Ist er kaputt, wächst er nicht mehr nach. Fehlbelastungen, Verletzungen, Überlastungen und Entzündungen sind deshalb ein Risiko für den Knorpel und können mit der Zeit zum Verschleiß führen: eine vorzeitige Arthrose (siehe Seite 29) droht. Warum Knorpel im Gegensatz zu Muskelgewebe oder Haut nicht wieder heilt, hat mit seiner Versorgung zu tun, denn Knorpel besitzt keine eigenen Blutgefäße, er ist praktisch auf Fremdanlieferung von Nährstoffen angewiesen. Dafür sorgt die Kapsel, die jedes echte Gelenk umfasst und dicht nach außen abschließt. Die äußere Schicht der Gelenkkapsel besteht aus festen Kollagenfasern, die untereinander vernetzt sind wie eine Gitterstruktur. Dadurch sind sie einerseits sehr stabil, ermöglichen bei äußeren Einflüssen aber auch Flexibilität und Elastizität. Ein fester äußerer Bandapparat unterstützt die Kollagenkapsel bei vielen Gelenken in Sachen Stabilität. Die innere Schicht der Gelenkkapsel enthält weniger Kollagenfasern, dafür mehr Blutgefäße und Nerven und ist von einer speziellen Schleimhaut überzogen. Hier findet die Produktion der Gelenkflüssigkeit (Synovia) statt, eine leicht gelbliche zähe Flüssigkeit, die unter anderem Hyaluronsäure enthält und als „Futter" für den Knorpel dient.

MEHR ALS EINE EINFACHE BEFESTIGUNG: Bänder (Ligamente) sind feste Stränge, die Knochen miteinander verbinden, zugleich den Bewegungsspielraum eines Gelenks begrenzen und es schützen. Zudem helfen sie den Muskeln und Sehnen bei der Kraftübertragung. Bänder bestehen aus straffem Bindegewebe mit zahlreichen Kollagenfasern und kommen in verschiedenen Formen und Größen vor. Sie sind der Länge nach verdrillt und spiralförmig aufgebaut und können sich in Dicke und Festigkeit an alle Bedürfnisse anpassen.

Knorpel braucht Bewegung

Die Gelenkflüssigkeit ist eine Art Schmiersubstanz fürs Gelenk – vergleichbar mit Öl für einen Motor. Bei Entzündungen oder Verletzungen kann es zu einer Reizung der Kapselschleimhaut kommen, wodurch sie zu viel Gelenkflüssigkeit produziert. Durch den Erguss erhöht sich der Druck im Gelenk, was wiederum die Nährstoffversorgung stört. Aber auch ein Mangel an Synovia, häufig bei rheumatischen Erkrankungen der Fall, ist ein Problem. Denn dann kann die Synovia ihrer wichtigsten Funktion nicht mehr nachgehen: der Versorgung des Knorpels mit Nährstoffen, die durch körperliche Betätigung per Druckänderung in die Knorpelschicht dringen. Stellen Sie sich das vor wie das Prinzip eines Schwamms: Nur der wiederkehrende Wechsel aus Zusammendrücken und Loslassen lässt die Abbaustoffe aus dem Knorpel fließen und gibt dem Knorpel die Chance, frische Nährflüssigkeit aufzusaugen. Bei Belastung pressen Sie einen großen Teil verbrauchter Flüssigkeit aus dem Knorpel heraus, bei Entlastung lassen Sie ihn neue Nährstoffe aufsaugen. Eigentlich bereits Grund genug für eine regelmäßige sportliche Betätigung, aber es gibt noch ein weiteres gutes Argument: Genau wie Muskeln und Knochen passt sich auch Gelenkknorpel einem wiederkehrenden Trainingsreiz an und wird widerstandsfähiger, kann seine Pufferfunktion besser ausüben und ist weniger anfällig für Verletzungen und Verschleiß.

Aktive Gelenkantreiber: Muskeln, Sehnen & Faszien

Ohne sie geht nichts: Für eine uneingeschränkte Beweglichkeit Ihrer Gelenke benötigen Sie eine funktionstüchtige Muskulatur.

Nur durch die gezielte Kraftübertragung Ihrer Muskeln und Sehnen auf die Knochen sind Sie im Stande, Ihre Gelenke willentlich zu bewegen und zu steuern. Während der passive Bewegungsapparat für Stabilität und Halt Ihres Körpers sorgt, bringt erst der aktive Part tatsächlich Bewegung ins System. Allen voran natürlich Ihre Skelettmuskulatur, aber auch deren fleißige Helfer: Faszien, Sehnen, Sehnenscheiden und Schleimbeutel. Über einen Mangel an Muskeln muss sich niemand beklagen, denn der Mensch ist mit über 650 Stück ausgestattet, egal, ob Bodybuilder oder Hänfling. Zusammen bilden die Muskeln ein eigenes Organsystem in Ihrem Körper. Je nachdem, welches Muster sie unter dem Mikroskop aufweisen, unterscheiden Ärzte zwischen glattem und quergestreiftem Muskelgewebe. Sie nehmen zudem jeweils andere Funktionen wahr. Die glatte Muskulatur der Gefäße und an den inneren Organen, zum Beispiel an Gallenblase, Magen und Darm, können Sie nicht willentlich beeinflussen. Die quergestreiften Muskeln können Sie mit Ausnahme Ihres Herzmuskels dagegen bewusst steuern. Dies geschieht durch einen Befehl, den Ihr Gehirn über ein Netzwerk von Nervenbahnen an die entsprechenden Muskeln sendet.

Grundsätzlich befinden sich Muskeln an allen Seiten, zu denen ein Gelenk hinbewegt werden kann. Dafür, dass die Bewegungen der einzelnen Muskeln kontrolliert ablaufen, sorgt eine Steuerungszentrale im Gehirn, der sogenannte Motorcortex. Sendet dieser die Anweisung an einen Muskel, sich zusammenzuziehen, bewegen sich die beiden Gelenkknochen, an denen der Muskel befestigt ist, aufeinander zu (Kontraktion). Wollen Sie beispielsweise einen Schritt nach vorn gehen, müssen Sie den großen vorderen Oberschenkelmuskel (Musculus quadriceps femoris) kontrahieren, wodurch Sie Ihren Unterschenkel nach vorn ziehen und das entsprechende Bein strecken. An einer solchen Bewegung ist jedoch nicht nur ein Muskel beteiligt, sondern immer gleich mehrere. Zusammen mit dem Hauptmuskel (Agonist) heißen diese an einer Bewegungsaktion beteiligten Muskeln Synergisten.

Aber auch die der gewünschten Bewegung entgegenwirkenden Muskeln sind wichtig, da diese Gegenspieler (Antagonisten) durch die Minderung ihrer Spannung erst die flüssige Ausführung der beabsichtigten Bewegung ermöglichen. Der Motorcortex kümmert sich also darum, dass der vordere Oberschenkelmuskel beim Schritt nach vorn in Aktion tritt und gleichzeitig die Muskeln des hinteren Oberschenkels sich entspannen (Relaxation).

ZU VIEL DES GUTEN: Wenn Ihr Gelenk mal Beschwerden macht, ist Ihr Muskel zur Stelle: Der Motorcortex sendet das Signal zur Tonuserhöhung und die gelenknahen Muskeln reagieren mit einer sogenannten Schutzspannung. Diese ist zwar kurzfristig hilfreich, führt jedoch langfristig dazu, dass die festen Muskeln auf die Blutgefäße drücken, wodurch sich die Versorgung mit Sauerstoff und Nährstoffen verschlechtert und der Abtransport von Abfallprodukten des Stoffwechsels behindert wird. Folge: mehr Schmerzen.

Um die Funktionsweise eines Muskels zu verstehen, muss man ihn in seine kleinsten Bestandteile zerlegen: Skelettmuskeln beziehungsweise Muskelgruppen sind von bindegewebigen Fasern und elastischen Netzen umhüllt, den sogenannten Muskelfaszien. Innerhalb einer Faszie unterteilen weitere Bindegewebshüllen den Muskel in Faserbündel. Diese fassen wiederum mehrere einzelne quergestreifte Muskelfasern zusammen. Diese elementaren Bausteine des Skelettmuskelgewebes gehören mit einer Länge von bis zu 15 Zentimetern zu den größten Zellen des Menschen. Den größten Volumenanteil der Muskelfaser nehmen dabei die sich zusammenziehenden, also kontraktilen, Elemente ein, die sogenannten Myofibrillen. Dabei handelt es sich um fadenförmige Strukturen, die die Muskelfaser in Längsrichtung parallel durchziehen. Die Myofibrillen bestehen aus einer langen Kette von zwei einander abwechselnden Strukturen, den dünnen (Myosin) und den dicken Myofilamenten (Aktin). Diese beiden Eiweiße ermöglichen schließlich die Muskelkontraktion, da sich die Muskelfasern durch das Ineinandergleiten der Aktin- und Myosinfilamente zusammenziehen und damit verkürzen können. Auf diese Weise können sich gedehnte Muskelfasern um bis zu 50 Prozent ihrer Ausgangslänge kontrahieren.

Sprinter oder Langstreckenläufer

Muskel ist nicht gleich Muskel: Abgesehen von Mischformen, lassen sich zwei Muskelfasertypen mit verschiedenen Funktionen unterscheiden. Die weißen, dicken und schnellen FT-Fasern (fast twitch fibers) treten vor allem bei intensiven und schnellkräftigen Muskelbeanspruchungen in Aktion. So setzt sich etwa der bei Schnellkraftbewegungen tätige Musculus gastrocnemius (Zwillingswadenmuskel) überwiegend aus diesem Fasertyp zusammen. Der besonders bei Ausdauerbelastungen eingesetzte Musculus soleus (Schollenmuskel der Wade) besteht dagegen zum größeren Anteil aus ST-Fasern (slow twitch fibers). Diese roten, dünnen und langsamen Muskelfasern werden eher bei Muskelarbeit geringerer Intensität beansprucht und ermüden nicht so schnell wie die FT-Fasern. Das Verhältnis beziehungsweise die Verteilung der verschiedenen Muskelfasertypen ist genetisch festgelegt, sodass man entweder der „geborene" Sprinter mit überwiegend FT-Fasern oder der Typ Ausdauersportler mit mehr ST-Fasern ist. Ob eine Veränderung der ST-FT-Zusammensetzung durch intensives Training möglich ist, ist umstritten.

Formvielfalt der Körpersehnen

Damit der Zug der Muskeln überhaupt auf die Knochen übertragen werden kann, sind die fleischigen Muskelbäuche jeweils durch schmale Sehnen an den Knochen befestigt. Sehnen stellen also das Bindeglied zwischen dem passiven und dem aktiven Teil des Bewegungsapparats dar. Die Sehnenfasern gehen am Übergang zum Muskel nahtlos in die zusammenlaufenden Muskelfaserhüllen über. Am anderen Ende, vor dem Übergang in den Knochen, durchlaufen die Sehnenfasern gebündelt zunächst eine dem festen Knochen vorgelagerte Knorpelzone. Einzelne Sehnen sind am Knochen an speziellen Vorsprüngen befestigt, die große Zugkräfte aushalten müssen und deshalb sehr widerstandsfähig sind. Je nach Funktion des entsprechenden Muskels haben die Sehnen ein unterschiedliches Aussehen. Die meisten sehen mehr oder weniger aus wie lange Seile. Dabei besitzen kräftige Muskeln zur Körperstabilisierung zumeist dicke und breite Sehnen, schlanke Muskeln für die Feinmotorik eher lange und dünne. Sehnen funktionieren in etwa wie Seilzüge, indem sie sich bei Muskelanspannung verkürzen und die Sehnenenden des betreffenden Muskels dabei einander annähern.

TRAINING FÜR MUSKELN UND SEHNEN: Nicht nur Muskeln können Sie aufbauen, auch Sehnen passen sich einem regelmäßigen Training an, werden dicker und fester. Durch ein gezieltes Krafttraining erhöht sich mit der Zunahme von Muskelmasse und -kraft auch die Anzahl der Kollagenfasern der Sehne, wodurch ihre mechanische Widerstandsfähigkeit zunimmt und sie weniger anfällig für Überlastungsverletzungen und Schäden macht. Diese Anpassungsprozesse dauern – verglichen mit dem Muskelaufbau – deutlich länger.

Fest und elastisch zugleich

Eine Sehne besteht bis zu 70 Prozent aus Wasser, zudem aus Kollagenfasern sowie einem untereinander verbundenen Netzwerk von Zellen. Während das Fasereiweiß Elastin für Elastizität sorgt, gewährleisten die kollagenen Fasern die Festigkeit der Sehnen. Im entspannten Zustand sind Sehnen gewellt, stehen sie unter Zug, straffen sich die Fasern und übertragen die Kraft auf den verbundenen Knochen. Innerhalb einer Sehne liegen außerdem Rezeptoren, die deren Spannung registrieren und an den betreffenden Muskel rückkoppeln. Dieser Mechanismus verhindert eine zu große Sehnenspannung und vermindert damit das Risiko eines Risses. Da im Sehnengewebe nur wenig Blutgefäße verlaufen, regenerieren sie im Falle einer Schädigung nur sehr langsam und benötigen einen entsprechend langen Heilungsprozess.

Die Sehne ist – ähnlich wie der Muskel – in mehrere kleine Einheiten aufgeteilt, die jeweils von Bindegewebsschichten umgeben sind. Die gesamte Sehne ist von einer geschmeidigen Hülle umman-

MUSKELANTRIEB FÜR DIE GELENKE

Jedes Ihrer Gelenke benötigt einen Antrieb und eine Steuerung, damit es genau das tut, was Sie von ihm möchten. Genau dafür sorgen Ihre Muskeln.

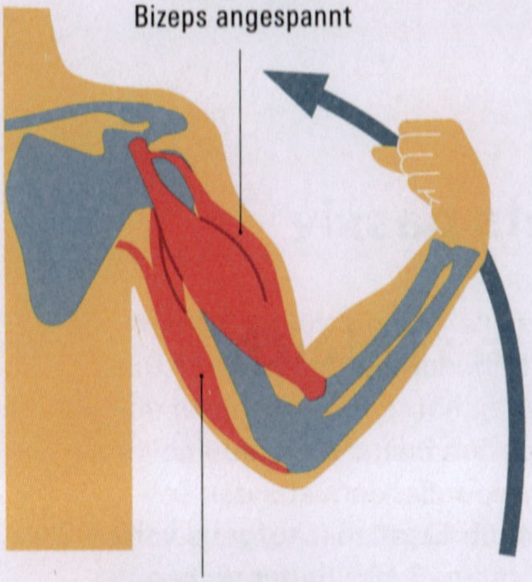

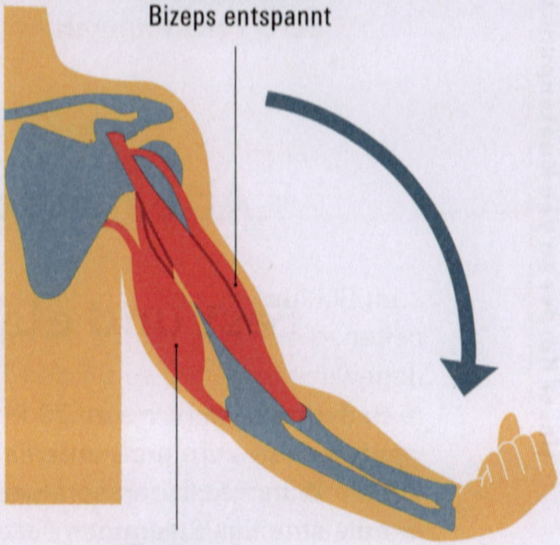

Wollen Sie Ihren Arm beugen, beispielsweise, um einen Gegenstand anzuheben, ist Ihr Bizepsmuskel gefordert. Bei dieser Aktion ist er der Agonist und muss sich kontrahieren, also anspannen. Damit dies möglich ist, muss Ihr Trizepsmuskel auf der Oberarmrückseite entspannen beziehungsweise relaxieren.

Möchten Sie Ihren Arm nun wieder strecken, funktioniert dies genau umgekehrt: Ihr Trizepsmuskel tritt in Aktion und verkürzt sich beziehungsweise spannt sich an. Und damit Sie den Arm langmachen können, muss nun Ihr Bizepsmuskel als Antagonist locker lassen. Spannen Bizeps- und Trizepsmuskel gleichzeitig an, ist eine Bewegung Ihres Arms kaum möglich.

telt. An Stellen, wo sie großer Reibung ausgesetzt ist, befindet sich eine Sehnenscheide. Diese doppelwandigen Gleitröhren sind mit einer Schmierflüssigkeit ausgefüllt, in der die Sehne gleitet und von der sie Nährstoffe bezieht. Sehnen ohne Sehnenscheide gleiten in einer dünnen Verschiebeschicht, der beim Übergang über eine knöcherne Unebenheit ein Schleimbeutel zwischengeschaltet ist.

NÜTZLICHE POLSTERBEUTEL: Ein Schleimbeutel (Bursa synovialis) liegt zur Abpolsterung zwischen einem harten Knochen und einer benachbarten Struktur, etwa einem Muskel, einer Sehne oder einem Band. Schleimbeutel bestehen aus einer äußeren Bindegewebsschicht und einer inneren Synovialschicht, die Synovialflüssigkeit produziert. Dadurch sorgen sie für Reibungsverminderung sowie gleichmäßige Druckverteilung und verhindern Verletzungen.

Alles andere als passiv

Zum Schluss möchte ich noch eine spezielle Körperstruktur hervorheben: die Faszie. Wurde sie früher als unbedeutendes passives Bindegewebe abgetan, so wissen Therapeuten heute um ihre besondere Bedeutung im Bewegungsprozess. Faszien bestehen – ähnlich wie Sehnen – zum großen Teil aus Wasser, außerdem aus den beiden Proteinen Kollagen und Elastin. Je nach Lage und Aufgabe variiert die anteilige Zusammensetzung der bis zu 3 Millimeter dicken Faszie, die mal fester und mal lockerer geknüpft sein kann. Faszien durchziehen wie ein bindegewebsartiges Geflecht Ihren gesamten Körper. Sie umhüllen nicht nur Ihre Muskeln, auch Knochen, Nervenfasern und Ihre Organe finden Schutz durch den Faszienmantel. Das stützende Netzwerk aus Bindegewebe gleicht einer dreidimensionalen Verbindungsmatrix, die auch an der Entstehung und Übertragung von Kraft beteiligt ist. Durch diese spezielle Koppelung sind alle Winkel in Ihrem Körper miteinander verbunden und können untereinander in Kontakt treten. Damit lassen sich auch Beschwerden erklären, die sich woanders bemerkbar machen, als dort, wo ihre eigentliche Ursache liegt. Verschiedene Studien lassen den Schluss zu, dass Ihr gesamtes Bindegewebe, zusammen immerhin über

15 Kilogramm schwer, als eigenes Organ anzusehen ist, und zeigen die zentrale Rolle der Faszien für reibungslose und koordinierte Bewegungen Ihrer Gelenke.

Jetzt sind Sie gefordert

Sie sehen, welch ein komplexes Wunderwerk Ihr Bewegungsapparat ist. Allein schon die Zusammensetzung eines Gelenks ist faszinierend und könnte kaum besser konstruiert und durchdacht sein. Ein Manko gibt es allerdings doch: die Anfälligkeit für Verletzungen, Über- und Fehlbelastungen. Zwar verzeihen Ihnen Ihre Gelenkstrukturen so einige Stürze und Fehltritte, sofern Sie ihnen aber auf Dauer zu viel zumuten oder sie immer wieder falsch belasten, versagen sie irgendwann ihren Dienst und melden dies durch Schmerzen oder Bewegungseinschränkungen.

Neben einem zu viel an Belastung und falschen Bewegungen, mögen Gelenke jedoch auch keinen Stillstand. Schonung ist auch nicht die Lösung, da sie dadurch auf Dauer auch ihre Funktion einbüßen! Damit sie ihr volles Potenzial an Mobilität ausschöpfen können, benötigen Ihre Gelenke regelmäßigen Anreiz in Form von passender körperlicher Betätigung. Bewegung ohne Belastung heißt die Devise. Es gilt also, genau das richtige Maß an Bewegung zu finden, das Ihnen und Ihrem Bewegungsapparat guttut. Darüber hinaus gibt es viele Möglichkeiten, um die einwandfreie Funktion Ihrer Gelenke möglichst lange zu erhalten. Wie Sie Ihre Gelenke optimal schützen und unterstützen können, dabei begleitet Sie dieses Buch.

Aber auch bei bereits vorliegender Verletzung, Krankheiten wie Gicht und Rheuma oder auch Arthrose möchte ich Ihnen im Folgenden Wege aufzeigen, wie Sie bestmöglich damit umgehen können und welche Maßnahmen Sie neben den von Ihrem Arzt verordneten Therapien noch ergreifen können, um sich möglichst viel Lebensqualität zu erhalten. Ein erster Schritt dahin ist das Verständnis dafür, wie Ihre Gelenke aufgebaut sind und wie Sie funktionieren. Und auch das Wissen darüber, was hinter einer Verletzung oder Erkrankung eines Gelenks steckt, macht den Umgang damit leichter. Tun Sie sich und Ihrem Bewegungsapparat etwas Gutes, und werden Sie mithilfe dieses Buches zum Experten für Ihre Gelenke.

GELENKE UNTER DRUCK

Verletzungen, Überlastungen, Gicht, Rheuma, Arthrose – mit dem richtigen Wissen sind Sie gut vorbereitet auf das, was im Laufe eines Lebens auf Ihre Gelenke zukommen könnte.

Trauma in den Gelenken: Verletzungen

Einmal kurz nicht aufgepasst, und Sie knicken mit dem Fuß an der Treppe um oder Sie verdrehen sich Ihr Knie unglücklich beim Sport.

Die meisten Patienten, die eine orthopädische Praxis aufsuchen, haben Beschwerden an den Gelenken. Das Knie ist geschwollen, die Hüfte schmerzt, das Sprunggelenk tut weh. Das ist nicht ungewöhnlich, denn im Leben lauern so einige Gefahren auf Ihre Gelenke. Einmal kurz nicht aufgepasst, und es ist passiert. Betrifft die Symptomatik ausschließlich ein Gelenk und ist auf ein Ereignis wie etwa einen Sturz oder einen Sportunfall zurückzuführen, ist die Wahrscheinlichkeit hoch, dass es sich um eine akute Verletzung handelt.

Ihr Arzt fragt Sie zunächst nach dem genauen Hergang des Ereignisses, wie die Symptome sich seitdem entwickelt haben und wo genau die Beschwerden auftreten. Daraufhin untersucht er das betreffende Gelenk, schaut also, ob Auffälligkeiten wie etwa eine Rötung, Schwellung oder Erwärmung vorliegen. Außerdem tastet er, ob es druckschmerzhafte Bereiche gibt, und prüft, ob Sie das Gelenk vollständig bewegen können. Wichtig ist auch, ob Sie die gelenkumgebenden Muskeln voll anspannen können oder ob ein Kraftdefizit vorliegt. Aus Ihrer Krankengeschichte und der Untersuchung kann er dann meist schon auf die geschädigte Struktur schließen. Hat er den Verdacht, dass ein am Gelenk beteiligter Knochen gebrochen sein könnte, veranlasst er ein Röntgenbild oder eine Computertomografie (CT). Vermutet er eher eine Schädigung der Weichteile, also von Muskeln, Sehnen, Bändern oder Knorpel, sind eine Ultraschalluntersuchung (Sonografie) oder eine Magnetresonanztomografie (MRT) geeignete Methoden zur Bildgebung. Ihr Arzt wird also mit einer genauen Spurensuche der Ursache für Ihre Schmerzen auf den Grund gehen.

Prellungen und Verstauchungen

Ganz bestimmt haben Sie sich auch schon einmal irgendwo gestoßen und sich dadurch eine Prellung zugezogen. Diese kann im Prinzip am gesamten Körper auftreten, zum Beispiel in Form einer Rippen-, einer Muskel- oder einer Gelenkprellung. Dabei drückt der Schlag aufs Gelenk die Gewebestrukturen zusammen, das Gelenk schwillt an und es bildet sich häufig auch ein Bluterguss. Dies ist meistens zwar unangenehm, klingt jedoch zumeist nach einigen Tagen wieder ab. War der Schlag doch etwas heftiger und hat auch Gewebe zerstört, nennen Ärzte diese starke Prellung beziehungsweise Quetschung auch Kontusion. Mit Schonung, Kälte und einem Salbenverband verheilt die Verletzung je nach Größe und Lokalisation in der Regel innerhalb von zwei bis vier Wochen vollständig aus. Neben der Prellung gehört die Verstauchung (Distorsion) zu den häufigsten Verletzungen am Bewegungsapparat. Durch eine plötzlich ausgelöste, übermäßige Bewegung innerhalb eines Gelenks – oft beim Sport – überschreiten Sie den natürlichen Gelenkbewegungsspielraum kurzzeitig, wodurch Sie die gelenkumgebenden Muskeln und Bänder stark überdehnen. Genau wie bei einer Prellung kommt es dann zu einer schmerzhaften Gelenkschwellung, einem Bluterguss und einer eingeschränkten Beweglichkeit des betroffenen Gelenks. Haben Sie schwache Bänder oder wenig trainierte Muskeln, sind Sie eher anfällig für Verstauchungen. Die Therapie gleicht der einer Prellung und Distorsionen haben in den meisten Fällen einen genauso unkomplizierten Verlauf.

Wenn die Bänder reißen

Es passiert zumeist am Sprunggelenk durch ein Umknicken, am Knie durch ein Verdrehen oder am Hand- oder Daumengrundgelenk durch ein Abfangen bei einem Sturz: In diesen Fällen kann die Überdehnung des Gelenks so stark sein, dass die stabilisierenden Bänder dem nicht mehr standhalten können und reißen. Manchmal hören Sie dabei ein begleitendes Krachen oder Knacken. Genau wie bei einer Überdehnung kommt es auch bei einem Riss zu einer schmerzhaften Schwellung, zudem lässt sich das betroffene Gelenk kaum belasten und bewegen. Bei einem Bänderriss am Sprunggelenk oder Knie können Sie schlecht auftreten und Ihr Bein fühlt sich instabil

SOS: ERSTE HILFE BEI VERLETZUNGEN

Bei akuten Gelenkverletzungen hat sich das PECH-Schema bewährt. Handeln Sie sofort, so können Sie die Heilungszeit verkürzen.

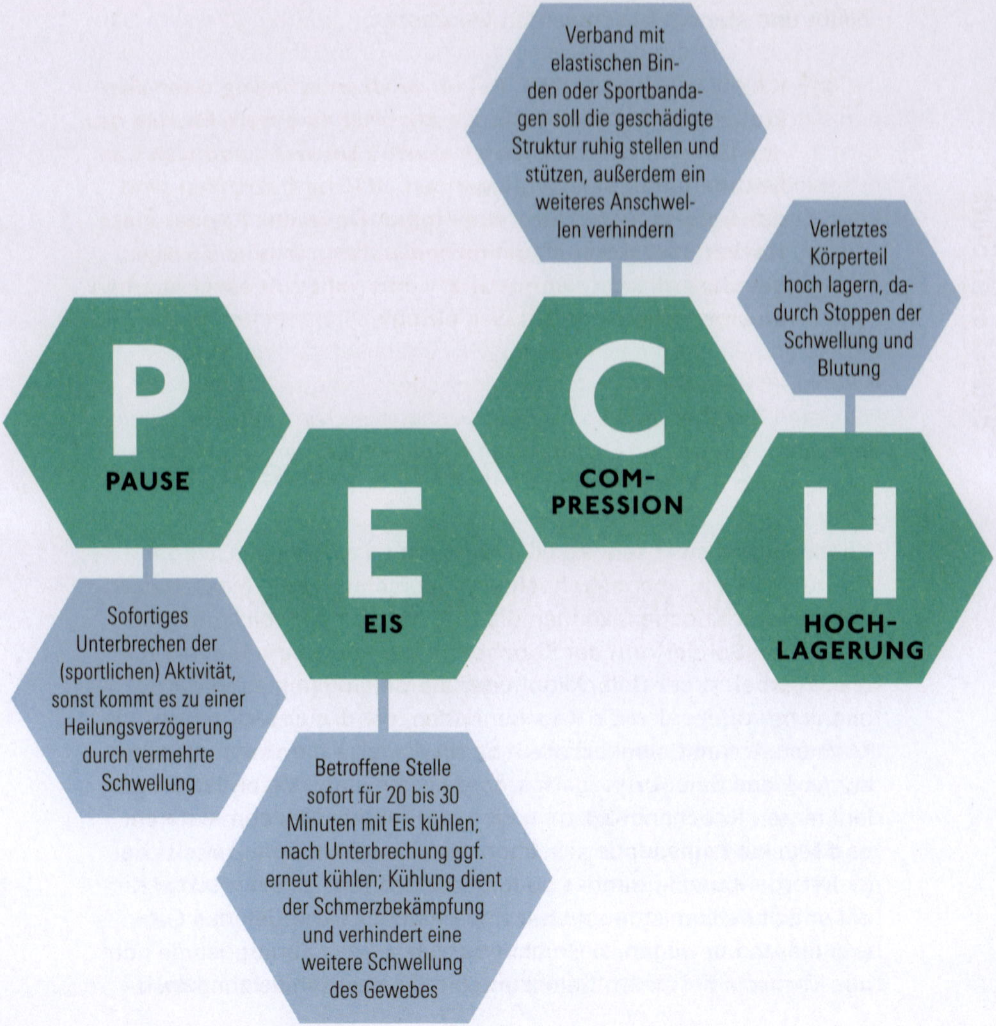

an. Ist Ihre Hand oder Ihr Daumen betroffen, fällt das Greifen und Heben schwer. Für Sie selbst ist es kaum möglich, zwischen einer Bänderüberdehnung, einem Bänderteilriss, einem Bänderriss und einem Mehrfach-Bänderriss zu unterscheiden, denn die Intensität der Schmerzen und die Ausprägung der Schwellung erlauben in der Regel keine Rückschlüsse auf die Schwere der Bandverletzung. Fühlt sich das Gelenk jedoch sehr instabil an – zum Beispiel ein ganz wackeliger Daumen nach einem Sturz („Skidaumen"), sollten Sie nach der Erstversorgung mit Kälte und Kompression auf jeden Fall einen Arzt zur Abklärung aufsuchen. Eine unzureichend behandelte Bänderverletzung kann nämlich dazu führen, dass das Gelenk instabil bleibt und ständig Beschwerden verursacht.

KAPSELVERLETZUNG: Bei einer Überdehnung oder Verstauchung kann es auch gleichzeitig zu einem Einriss der das Gelenk umgebenden Kapsel kommen, wodurch das Gelenk seine Stabilität verliert. Häufig betroffen sind das Sprunggelenk und die Finger. Da in der Kapsel viele Nervenendigungen zusammenlaufen, ist eine dortige Verletzung sehr schmerzhaft und geht mit einer starken Bewegungseinschränkung einher.

Bruchlinie durchs Gelenk

Knochen sind zwar sehr stabil und halten so einiges aus, ist die Krafteinwirkung aber sehr hoch und überschreitet die Elastizitätsgrenze Ihrer Knochen, können diese teilweise oder vollständig brechen. Eine Sonderform der Knochenfrakturen sind die Gelenkbrüche. Hierbei ist der Gelenkkopf oder die Gelenkpfanne eines Knochens betroffen, also die Knochenenden, die das Gelenk bilden. Meistens treten Gelenkbrüche – beispielsweise durch einen Sturz – an der Hand, am Sprunggelenk oder am Knie auf. Während bei gelenkfernen Knochenbrüchen auch umgebendes Gewebe wie Haut und Muskeln mitverletzt sein kann, sind Gelenkbrüche zumeist begleitet von Kapsel-, Band- und Knorpelschäden. Da ein intakter Knorpel entscheidend ist für ein beschwerdefreies Bewegen des Gelenks und dieses nur minimale Bruchverschiebungen toleriert, ist die richtige Therapie bei einem Gelenkbruch mit Knorpelverletzung meistens eine Operation. Röntgenbilder, Computer- und Kernspintomografie helfen dem Operateur dabei, den Schaden genauestens zu diagnostizieren und das für den jeweiligen Fall optimale operative Vorgehen festzulegen. Das Ziel ist dabei, eine weitere Schädigung des Knorpels durch bruchbedingte Stufen im Gelenk zu verhindern und durch eine exakte Gelenkrekonstruktion langfristig eine gute Funktion zu erreichen.

Die gleichen Auslöser wie bei einem Gelenkbruch, etwa ein Sturz oder eine anderweitige extreme Krafteinwirkung, sind auch dafür verantwortlich, dass ein Knochen ruckartig aus dem Gelenk springen kann. Dabei verlieren die beiden Gelenkpartner den Kontakt zueinander, was Mediziner als Luxation (Verrenkung, Auskugelung) bezeichnen. Diese kann entweder durch eine direkt auf das Gelenk einwirkende Kraft bedingt sein (direkte Luxation) oder wenn die Knochen als lange Hebelarme die natürliche Gelenkhemmung gewaltsam überwinden (indirekte Luxation), zum Beispiel, wenn Sie auf den gestreckten Arm stürzen und sich dadurch den Oberarmkopf aus der Schultergelenkpfanne heraushebeln.

UNVOLLSTÄNDIG AUSGEKUGELT: Während die gelenkbildenden Knochenenden bei einer Luxation vollständig verschoben sind, driften sie bei einer Subluxation nur teilweise auseinander. Es handelt sich dabei um eine unvollständige Ausrenkung eines Gelenks. Trotz des noch bestehenden Kontakts der Gelenkpartner kann dies sehr schmerzhaft sein und die Funktion Ihres Gelenks stark beeinträchtigen.

Luxationsgefährdet sind vor allem Gelenke, die aufgrund ihrer Bauweise oder ihrer Lage am Körper anfällig sind, so zum Beispiel Knie, Ellbogen, Finger-, Zehen- und Fußgelenke. Spitzenreiter ist aber mit über 50 Prozent aller Auskugelungen die Schulter. Ein luxiertes Gelenk äußert sich zumeist durch starke Schmerzen und dadurch, dass Sie das ausgerenkte Körperteil nicht mehr richtig bewegen können. Zudem ist diese Verletzung aufgrund der Zerreißung der Kapsel mit einer starken Schwellung und Blutergussbildung verbunden. Eine Luxation ist ein medizinischer Notfall, ein Arzt sollte das Gelenk schnellstmöglich wieder in die richtige Position bringen (reponieren). Gelingt dies nicht oder ist es beim Auskugeln zu Gewebeschäden, etwa an der Kapsel, den Blutgefäßen, Nerven oder Sehnen gekommen, ist ein operativer Eingriff erforderlich.

Was tun bei Knorpeldefekt?

Ein Knorpelschaden am Gelenk ist nicht immer verschleißbedingt, sondern kann auch Folge eines Unfalls sein. Ist dies der Fall, sprechen Mediziner von einem traumatischen Knorpeldefekt. Dieser kann, muss aber nicht, mit einem begleitenden Knochenbruch einhergehen. So können beispielsweise durch einen Skisturz ausgelöste starke Druck- und Scherkräfte das Knorpelgewebe überlasten und lokale Schäden verursachen. Dies führt dazu, dass Sie Ihr Gelenk nicht mehr vollumfänglich bewegen und belasten können. Das Problem: Knorpelgewebe ist im Gegensatz zu Knochen und Muskeln nicht mit einer guten Blutversorgung ausgestattet, entsprechend heilen Defekte nicht von selbst. Lässt man den Schaden unbehandelt, besteht die Gefahr, dass sich dieser vergrößert und sich letztlich eine Arthrose entwickelt. Deshalb sollte nach einer exakten Diagnose eine schnelle Behandlung erfolgen. Hierbei ist es wichtig, dass Ihr Arzt die Therapie immer individuell auf Sie und den vorliegenden Knorpelschaden anpasst. Sehr kleine Defekte lassen sich konservativ behandeln, beispielsweise mit Hyaluronspritzen ins Gelenk. Andernfalls stehen verschiedene operative Methoden zur Verfügung: Bei der Knorpelglättung (Shaving) entfernt der Operateur freie oder lose Knorpelteile und rundet die Oberflächen ab. Bei einer sogenannten Mikrofrakturierung entnimmt der Arzt zunächst den geschädigten Knorpel und bohrt dann die Knochenplatte am Boden des Defekts an, um eine Blutung zu provozieren. Ziel dieses Verfahrens ist es, dass sich an den angebohrten Stellen im weiteren Verlauf ein Knorpelersatzgewebe bildet.

Bei größeren Schäden ist eine Knorpelzelltransplantation eine Option. Hierbei entnimmt der Arzt Knorpel an einer wenig belasteten Stelle und pflanzt den daraus im Labor gezüchteten Knorpel nach einigen Wochen an der Defektstelle ein. Bei der relativ neuen „Minced Cartilage-Methode" entfällt die Anzüchtung im Labor und es ist nur eine einzige Operation erforderlich. Dabei holt der Arzt den Knorpel aus einer wenig belasteten Stelle, zerkleinert diesen und fixiert ihn an der Defektstelle. Mit der Zeit soll hierdurch ein qualitativ ähnlich guter Knorpel wie bei der Knorpeltransplantation entstehen. Wie bei allen Operationen am Knorpel, bedarf es nach einer Zeit der Ruhigstellung einer vorsichtig dosierten Aufbelastung. Gibt der Operateur das Gelenk frei zur Belastung, ist vor allem das Krafttraining mit dem Wiederaufbau der gelenkumgreifenden Muskeln wichtig.

Dauerbelastung fürs Gelenk: Arthrose

Arthrose ist die häufigste Gelenkerkrankung, vor allem in Knie und Hüfte. Frühzeitige Prophylaxe hält Ihre Gelenke in Schuss.

Ob Sie sich schmerzfrei und uneingeschränkt bewegen können oder Ihre Gelenke frühzeitig streiken und mehr und mehr ihrer Funktionen einbüßen, hängt ganz vom Zustand Ihres Knorpels ab. Ist er weich, elastisch und gesund, schützt er Ihre Knochen, indem er starke Kräfte wie ein Stoßdämpfer abfedert und dadurch verhindert, dass die Knochen bei körperlicher Belastung aufeinanderstoßen (siehe Seite 13). Ein intakter Knorpel ist somit die Basis für bewegliche Gelenke – bei guter Pflege und Wartung sogar ein Leben lang. Doch die Praxis sieht leider anders aus: Allein in Deutschland sind verschiedenen Expertenschätzungen zufolge zwischen 5 und 12 Millionen Menschen von Arthrose betroffen, insgesamt deutlich mehr Frauen als Männer. Die ersten Symptome, oft eine morgendliche Steifheit des betroffenen Gelenks, treten zumeist zwischen dem 45. und 65. Lebensjahr auf. Bei rund 80 Prozent aller 65-Jährigen zeigen sich Zeichen eines Verschleißes in den Gelenken.

Die Strukturen des Bewegungsapparats unterliegen mit zunehmendem Lebensalter einer voranschreitenden Abnutzung. Zudem ist das komplexe Gelenksystem des Menschen ziemlich störanfällig, sodass vorangegangene Verletzungen und Entzündungen eine optimale Versorgung des Knorpels behindern können. Dieser kann dadurch seine Aufgabe nicht mehr sauber erfüllen und die Arthrose nimmt ihren Lauf. Grundsätzlich kann diese an allen Gelenken Ihres Körpers entstehen. Sie entwickelt sich jedoch insbesondere dort, wo Tag für Tag die meisten Kräfte einwirken und die häufigsten mechanischen Belastungen abgepuffert werden müssen. Knie und Hüften sind zumeist die Leidtragenden. Operateure implantieren jedes Jahr über 340 000 künstliche Hüft- und Kniegelenke.

Schmerzhafter Verschleiß

Ihr Knorpel kann viele Einschläge einstecken, verzeiht aber nicht alles, insbesondere deshalb, weil er genau wie Sehnen zu den sogenannten bradytrophen Geweben gehört. Das heißt, er weist einen langsamen Stoffwechsel auf und hat keine eigenen Blutgefäße, die ihn direkt mit Nährsubstanzen versorgen. Nur durch den Wechsel von Be- und Entlastung kann er diese aus der Gelenkflüssigkeit aufsaugen. Dies erklärt, warum Ihr Knorpel davon abhängig ist, dass Sie sich regelmäßig bewegen. Und umgekehrt, warum zu wenig Bewegung den altersbedingten Abnutzungsprozess an den Gelenkflächen fördert, den Knorpel unelastisch macht und ihn austrocknen lässt. Ein Gelenkverschleiß kann aber auch verschiedene andere Ursachen haben, die zumeist komplex ineinandergreifen. Menschen in den Industrieländern werden immer älter, dadurch sind die Gelenke über viele Jahre auf Dauer belastet. Dazu gesellt sich häufig eine ungesunde Lebensweise und ein bewegungsarmer Schreibtischjob oder eine berufsbedingte einseitige Belastung einzelner Gelenke, beispielsweise bei Fliesenlegern oder Krankenschwestern. Weitere Risikofaktoren für eine Arthrose sind Fehlbildungen, zum Beispiel eine Hüftdysplasie, X- oder O-Beine, rheumatische Erkrankungen, Übergewicht, genetische Faktoren, hormonelle Störungen oder falsche Haltungsgewohnheiten und damit muskuläre Fehlbelastungen.

ÜBERGEWICHT SCHADET DOPPELT: Studien zeigen, dass 10 Prozent zusätzliches Körpergewicht das Risiko für eine Arthrose um 300 Prozent erhöhen. Aber nicht nur die mechanische Last ist ein Problem für den Knorpel: Das zumeist zu reichhaltige Bauchfett schüttet Entzündungsstoffe aus, die bis in die Gelenkflüssigkeit gelangen. Dort schädigen sie den Knorpel direkt und hemmen zugleich die Produktion von Kollagen, einem für den Knorpel extrem wichtigen Baustoff.

Was bei Muskeln und Knochen sehr gut funktioniert, ist beim Knorpel leider nur suboptimal ausgebildet. Bei Verletzungen von gelenknahen Strukturen oder Überlastungen setzen die körpereigenen Reparaturmechanismen keine gezielte Heilungskaskade für den Knorpel in Gang, sondern schießen übers Ziel hinaus. Zunächst bewirkt Ihr Abwehrsystem eine akute Entzündung im Gelenk, um den Schaden zu beseitigen. Die Knorpelzellen reagieren jedoch mit übereilter

TIPPS ZUM ABNEHMSTART

Keine einfache Sache, aber mit einer Gewichtsreduzierung – falls nötig – bringen Sie Ihren Gelenken die nötige Entlastung.

Aller Anfang ist schwer … und sicher trifft das beim Thema Abnehmen besonders zu. Aber um ein paar Pfunde loszuwerden und damit Ihre Gelenke zu entlasten, sollten Sie am besten gleich loslegen! Abnehmen funktioniert immer nur durch die Kombination aus Bewegung und Ernährung. Diesbezüglich empfehlen sich entzündungshemmende Lebensmittel, die gleichzeitig auch kalorienarm sind. Im Folgenden ein paar Tipps, um Ihnen den Start zu erleichtern:

- Sorgen Sie immer für Obst oder Rohkost in Ihrer Nähe als schnell erreichbare Snacks.
- Deponieren Sie Süßigkeiten und Chips möglichst weit weg außer Sichtweite. Noch besser: Kaufen Sie sie erst gar nicht ein.
- Verwenden Sie zum Essen tendenziell eher kleine Teller, denn darauf sieht auch eine kleine Portion reichlich aus.
- Machen Sie sich Gedanken darüber, was Sie essen möchten, und planen Sie Ihre Mahlzeiten entsprechend.
- Schreiben Sie im Vorfeld einen Einkaufszettel, um überflüssige Mitbringsel zu vermeiden.
- Holen Sie sich Unterstützung: Das Projekt Abnehmen ganz allein durchzuhalten, ist nahezu unmöglich. Nehmen Sie sich Unterstützer mit ins Boot. Ihre Familie und Freunde können eine große Stütze sein, mit Ihnen gemeinsam kochen oder Sie bei Ihren Work-outs begleiten. Auch Ihr Hausarzt wird Sie beraten und motivieren. Verschiedene Krankenkassen bieten die Kostenübernahme für eine professionelle Ernährungsberatung an. Nutzen Sie alle diese Angebote!

Ziel:

- Mehr entzündungshemmende Lebensmittel: frisches Obst, Gemüse, Vollkorn, Fisch (zum Beispiel Makrele, Lachs, Hering), Hülsenfrüchte, Nüsse, Samen, Kräuter, Sprossen, Rohkost, Öle mit Omega-3-Fettsäuren (zum Beispiel Leinöl, Walnussöl), grüner Tee
- Weniger entzündungsfördernde Lebensmittel: Schweinefleisch, Wurstwaren, Milch und Milchprodukte, Weißmehl, Zucker, Frittiertes, Fertiggerichte, Süßigkeiten, Alkohol

Kleine Motivationshilfe: Studien zeigen, dass Sie schon bei einer Gewichtsreduktion von 5 Kilogramm deutlich weniger Arthroseschmerzen an den Knien haben.

Zellteilung und wenig koordinierten Aufbauarbeiten, mit dem Ergebnis eines qualitativ minderwertigen Knorpels an den betroffenen Stellen im Gelenk. Deshalb erhöhen auch Verletzungen und Überlastungen des Knorpels in jungen Jahren das Risiko, später eine Arthrose zu entwickeln. Hierzu zählen beispielsweise gelenknahe Knochenbrüche, Bänderrisse oder direkte Knorpelverletzungen durch einen Unfall. Aber auch ein Übermaß an Sport kann zu einem Missverhältnis zwischen Belastung und Belastbarkeit des Knorpels führen und diesen nachhaltig schädigen. Insbesondere intensiv betriebene Sportarten mit schnellen Richtungswechseln, häufigen Beschleunigungen und plötzlichen Abstoppbewegungen wie zum Beispiel Fußball, Handball oder Tennis mögen Gelenke überhaupt nicht, da die hohen Kräfte eine extreme Belastung für sie bedeuten.

Bei der Arthrose verschleißt der Gelenkknorpel zunehmend, weshalb Ärzte diese Erkrankung als degenerativ (durch Verschleiß bedingt) bezeichnen. Obwohl Arthrose primär keine entzündliche Erkrankung ist, kommt es im Verlauf häufig auch zu Entzündungen im Gelenk. Je nachdem, wie stark geschädigt das Gelenk auf einem Röntgen- beziehungsweise MRT-Bild aussieht, teilen Ärzte die Arthrose in vier Stadien ein: Anfangs erkennt man, dass der Knorpel dünner und brüchiger ist, dadurch seine Elastizität nachlässt. Die Gelenkschleimhaut kann gereizt sein, die beteiligten Knochen sind aber noch unbeschädigt. Im zweiten Stadium fasert sich der Knorpel weiter auf, ist rissig und uneben. Durch die wiederkehrenden Entzündungen hat die Gelenkschleimhaut Schaden genommen. Schreitet der Prozess ungehindert voran, verengt sich der Gelenkspalt und der Knochen verbreitert sich, da er sogenannte Osteophyten bildet. Diese knöchernen Auswüchse haben das Ziel, die Lasten anders zu verteilen, sorgen aber eher für neue Probleme, da sie die Beweglichkeit des Gelenks weiter einschränken. In diesem dritten Arthrose-Stadium bildet sich auch weniger Gelenkflüssigkeit, zudem kann die vorhandene Synovia nicht mehr frei fließen, wodurch der Knorpel weniger geschützt ist und nicht mehr genügend Nährstoffe erhält. Die Knorpeldefekte verstärken sich, durch Gelenkschmerzen schont der Betroffene das Gelenk, was zum Abbau der Muskulatur führt. Im Endstadium ist dann nahezu der gesamte Knorpel und damit auch der Gelenkspalt aufgebraucht (Knorpelglatze). Jetzt reibt Knochen an Knochen, wodurch sich hier Verhärtungen (sogenannte subchondrale Sklerosierungen) und flüssigkeitsgefüllte Hohlräume (sogenannte Knochenzysten) bilden.

Individueller Bewegungsschmerz

In der Praxis sehe ich oft Patienten, bei denen zwar der gesamte Knorpel fehlt, die jedoch trotzdem kaum Beschwerden am betroffenen Gelenk haben. Andererseits gibt es aber auch häufig Menschen mit nur geringen Knorpelschäden, die starke Schmerzen haben. In der Regel entwickelt sich eine Arthrose schleichend und oft unbemerkt innerhalb von Monaten, Jahren oder gar Jahrzehnten (sogenannte stumme Arthrose). Erste Symptome sind zumeist schmerzhafte Reibungsgefühle im Gelenk, „wie Sand im Gebälk". Durch die unebenen Knorpelflächen ist das harmonische Gelenkspiel gestört, es knackt und knirscht, Schmerzen treten bei stärkeren Belastungen auf. Im weiteren Verlauf „klassisch" für eine Arthrose sind Anlauf- und Bewegungsschmerzen. Das heißt, das betroffene Gelenk fühlt sich vor allem morgens oder beim Aufstehen nach längerem Sitzen ganz steif an und tut weh. Erst nach einigen Schritten „warmlaufen" klingen die Beschwerden wieder ab. Bei der sogenannten aktivierten Arthrose ist das Gelenk auch meist geschwollen und erwärmt, außerdem verursachen die umgebenden Muskeln infolge der Schonhaltung zusätzliche Beschwerden. Die aktivierte Arthrose hält zumeist zwei bis vier Wochen an. Im fortgeschrittenen Arthrose-Stadium (dekompensierte Arthrose) werden die Schmerzen schließlich zum Dauerbegleiter und machen das Gehen, Treppensteigen und Hinhocken zur Qual und schränken die Lebensqualität deutlich ein.

Maßnahmen bei einer Arthrose

Bei arthrosebegleitenden Schmerzen können neben Sport und Bewegung unter anderem Physiotherapie, Kälte-/Wärmeanwendungen, Quarkwickel, oder individuelle Einlegesohlen helfen. Bei einer aktiven, also schmerzhaften und entzündeten Arthrose können Reizstrombehandlungen als Behandlungsmöglichkeiten eingesetzt werden. Optionen sind zudem Spritzen ins betroffene Gelenk mit Hyaluron oder Eigenblut, ebenso eine Blutegeltherapie (mehr dazu siehe Seite 159). Auch wenn einige dieser Verfahren nicht in den offiziellen Leitlinien stehen, kann es individuell sinnvoll sein, solche Therapien auszuprobieren, bevor man den Weg zu einer großen Operation beschreitet. Lassen Sie sich gut beraten. Wenn keine Maßnahmen mehr greifen, stellt sich am Ende aber natürlich die Frage nach einem künstlichen Gelenkersatz.

Eine Arthrose gilt bis heute als nicht heilbare Erkrankung. Wichtig ist, dass Sie so früh wie möglich gegensteuern, um die Gelenkfunktion zu erhalten und die Schmerzen zu lindern. Zunächst sollten Sie die Ursache und verstärkenden Einflüsse Ihrer Symptome ausfindig machen und Ihren Lebensstil entsprechend anpassen. Ist Ihr Körpergewicht zu hoch und können Sie Ihre Gelenke durch gezieltes Abnehmen entlasten? Tragen Sie in der Regel bequeme und qualitativ hochwertige Schuhe? Betreiben Sie Sportarten, die sehr gelenkbelastend sind? Bewegen Sie sich insgesamt zu wenig? Bewegung und Sport gehören zu den zentralen Maßnahmen zur Bekämpfung einer Arthrose. Denn regelmäßige moderate Muskelarbeit versorgt den Knorpel mit Nährstoffen und wirkt sogar antientzündlich. Zu empfehlen sind Bewegungen ohne Gelenkbelastung, zum Beispiel Walken, Radfahren oder Schwimmen. Sie profitieren bereits von 20-Minuten-Einheiten. Außerdem macht Krafttraining die Gelenke stabil und regelmäßiges Dehnen hält sie beweglich. Zudem nehmen starke Muskeln die Belastung von den Gelenken. Das richtige Training – wohl dosiert und nicht einseitig – beugt nicht nur einem Verschleiß vor, sondern hilft auch bei bereits bestehender Arthrose.

Entzündung in den Gelenken

Gelenke können sich genau wie andere Organe und Gewebe im Körper entzünden. Ursache sind vor allem zwei Erkrankungen: Gicht und Rheuma.

Sie zählt zu den am längsten bekannten Krankheiten überhaupt und war schon 450 Jahre vor Christus als „Podagra" (griechisch für Fußfessel) bekannt. Heute ist Gicht neben erhöhten Blutfettwerten und Diabetes eine der häufigsten Stoffwechselerkrankungen. Bei etwa jedem fünften Menschen liegen erhöhte Harnsäurewerte vor, ein entscheidender Risikofaktor zur Entstehung einer Gicht. Der betroffene Patient ist in der Regel männlich und um die 40 Jahre alt, Frauen scheinen durch Östrogene besser geschützt zu sein und erkranken zumeist erst nach den Wechseljahren.

Doch wie kommt es überhaupt zu den extrem schmerzhaften Gichtanfällen? Hierbei spielen sogenannte Purine eine entscheidende Rolle. Dabei handelt es sich um chemische Verbindungen, die zum einen über die Nahrung – insbesondere über Fleisch – aufgenommen werden, zum anderen aber auch im Körper selbst durch Abbau von Zellen entstehen, etwa durch Fasten oder im Rahmen einer Chemo- oder Bestrahlungstherapie. Über verschiedene Zwischenstationen wandelt Ihr Organismus diese Purine zu Harnsäure um, die Ihre Nieren und Ihr Darm normalerweise ausscheiden. Wird allerdings eine kritische Menge überschritten, kristallisiert die Harnsäure zu sogenannten Uratkristallen aus. Diese äußerst spitzen Harnsäurekristalle gelangen über den Blutkreislauf an die Gelenke, wo sie das Gewebe reizen und Entzündungen hervorrufen.

Überraschungsangriff der Kristalle

Sind Harnsäurekristalle einmal bis ins Gelenk vorgedrungen, beginnt der Schmerz meist spontan und heftig, das Gelenk wird heiß und schwillt an, die Haut verfärbt sich rötlich. Der erste Gichtanfall tritt oft nachts auf und in den meisten Fällen ist das Großzehengrundgelenk betroffen. Das Gelenk kann so wehtun, dass Sie selbst eine darübergelegte Decke oder eine Berührung nicht ertragen, geschweige denn, problemlos gehen können. Neben den Großzehen sind von einem Gichtanfall häufig die Finger, Hände, Füße, Sprunggelenke sowie Ellbogen betroffen, wobei die scharfen Harnsäurekristalle prinzipiell jedes Gelenk befallen können. Ein Gichtanfall kann außerdem begleitet sein von Allgemeinsymptomen wie Kopfschmerzen, Fieber, Erbrechen oder Abgeschlagenheit und kann ohne Behandlung mehrere Stunden oder sogar Tage anhalten. Neben der äußerst schmerzhaften Akutform kann Gicht sich auch chronisch und in Schüben manifestieren. Dabei kann es manchmal Jahre bis zum nächsten Anfall dauern, dann verkürzen sich die Intervalle zwischen den folgenden Anfällen in der Regel und die Symptome sind stärker ausgeprägt.

BESCHWERDEN BEI GICHT LINDERN

WIRKSTOFFGRUPPE	WIRKUNG	NEBENWIRKUNGEN*
BEI AKUTEM GICHTANFALL		
Nichtsteroidale Antirheumatika (NSAR), (z. B. Ibuprofen, Diclofenac, Indometacin)	lindern Schmerzen und hemmen Entzündungen	insbesondere auf den Magen-Darm-Trakt; nicht zusammen mit Blutverdünnern einnehmen; Vorsicht in der Schwangerschaft
Colchicin (aus der Heilpflanze „Herbstzeitlose" gewonnen)	lindert Schmerzen und hemmt Entzündungen	Durchfall, Übelkeit, Bauchschmerzen, Erbrechen, Benommenheit, Muskelschmerzen, Muskelschwäche, Juckreiz, Nieren- und Leberfunktionsstörungen
Glucokortikoide (steroidale Antirheumatika) (Kortison, z. B. Prednisolon)	hemmen Aktivität entzündungsfördernder Botenstoffe, dadurch Schmerzlinderung	Gewichtszunahme, Schlafstörungen, Bluthochdruck, erhöhte Blutzucker- und Cholesterinwerte, Osteoporose, Akne
ZUR LANGFRISTIGEN GICHTBEHANDLUNG		
Urikosurika (z. B. Benzbromaron, Probenecid)	hemmen Abbau von Harnsäure, fördern dessen Ausscheidung („Harnsäure-Ausscheider")	Magen-Darm-Beschwerden, Kopfschmerzen, Schwindel, allergische Reaktionen, Nierensteine
Urikostatika (z. B. Allopurinol, Febuxostat)	verhindern Abbau von mit der Nahrung aufgenommenen Purine zu Harnsäure, hemmen dadurch die Harnsäureproduktion („Harnsäure-Blocker")	Übelkeit, Durchfall, Hautausschläge, Leber- und Nierenfunktionsstörungen
Interleukin-1-Blocker (Anakinra, Canakinumab)	blockieren die Entzündungsreaktion im Körper und reduzieren Schmerzen	Infektionen, Übelkeit, Kopfschmerzen, allergische Reaktionen

* Auswahl, bitte lesen Sie die Packungsbeilage der Medikamente gründlich durch und sprechen Sie vor der Einnahme ausführlich mit Ihrem Arzt.

Mediziner teilen die Krankheit Gicht in vier Stadien ein. Beim ersten Stadium verspüren Sie keinerlei Symptome. Ihr Arzt hat lediglich festgestellt, dass Ihr Harnsäurewert im Blut zu hoch ist. Schmerzhaft spürbar wird es dann aber in Stadium zwei: Die überschüssige Harnsäure kristallisiert zu nadelspitzen Kristallen aus, diese aktivieren Ihr Abwehrsystem und es entsteht eine akute Entzündungsreaktion, die mit starken Schmerzen verbunden ist. Ohne Behandlung wiederholen sich die Gichtanfälle in unregelmäßigen Abständen (Stadium drei). Das Intervall zwischen zwei akuten Anfällen, die sogenannte interkritische Phase, verläuft zwar in der Regel ohne Symptome, der Harnsäurespiegel bleibt jedoch erhöht und die Ablagerungen im Gewebe können weiter zunehmen. Im vierten Stadium sind die betroffenen Gelenke schließlich dauerhaft entzündet und schmerzen auch in Ruhe. Die Zerstörung des Knorpels, der Knochen und Sehnen ist jetzt nicht mehr aufzuhalten und es entstehen irreparable Schäden an den betroffenen Gelenken, die mit Deformierungen, Bewegungs- und Funktionseinschränkungen einhergehen.

PRIMÄRE ODER SEKUNDÄRE URSACHE? Mediziner unterscheiden zwischen primärer und sekundärer Gicht. Meistens liegt eine primäre Form vor. Bei dieser angeborenen Störung ist die Harnsäureausscheidung gestört, sodass die Harnsäurekonzentration im Blut stark ansteigt. Wenn dazu falsche Ernährung kommt, lässt der Gichtanfall nicht lange auf sich warten. Die sekundäre Gicht entsteht als Folge einer anderen Erkrankung (zum Beispiel Diabetes) oder durch die Einnahme bestimmter Medikamente (zum Beispiel Acetylsalicylsäure).

Nimmt die Ansammlung von Kristallen weiter zu, bilden sich sogenannte Tophi oder Gichtknoten. Das sind knotige, mit weißlicher Substanz gefüllte Verdickungen innerhalb oder in der Nähe der betroffenen Gelenke, die anfangs stecknadelkopf- bis erbsengroß sind, im Krankheitsverlauf aber auch deutlich größer werden können. Tophi können auch in Schleimbeuteln, Sehnen oder an der Haut sowie an der Ohrmuschel und auf dem Nasenrücken entstehen, ebenso in oder an Organen. Insbesondere in den Nieren kann es dadurch bei inadäquater Therapie zu einer Nierenfunktionsstörung bis hin zum kompletten Nierenversagen kommen.

Um schwerwiegende Folgen einer Gichterkrankung an Gelenken und Organen zu verhindern, ist eine frühzeitige Vorstellung und Abklärung bei Ihrem Arzt entscheidend. Gelegentlich ist eine Diagnose allein schon vom Verlauf her recht eindeutig, wenn in der Nacht nach einem opulenten Essen begleitet von Alkoholkonsum plötzlich heftige Schmerzen am Großzehengrundgelenk auftreten. Die Laborwerte sind dagegen oft nicht so eindeutig, denn Patienten mit einem akuten Gichtanfall haben nicht selten einen ganz normalen Harnsäurewert im Blut. Hier wird Ihr Arzt einige Zeit nach dem akuten Geschehen eine weitere Laboruntersuchung veranlassen.

TEST MIT WIRKUNG: Beim sogenannten Colchicintest gibt Ihnen Ihr Arzt eine bestimmte Dosis Colchicin. Dieser Wirkstoff (siehe Seite 36) lässt die Schmerzen bei Gicht schnell zurückgehen, wohingegen er bei Gelenkschmerzen aus anderer Ursache nicht wirkt.

Wichtig ist auch, dass sich Ihr Arzt Ihre Nieren im Ultraschall anschaut, um nach Ablagerungen und Harnsäuresteinen zu suchen. Haben Tophi im Spätstadium der Gicht eine bestimmte Größe erreicht, sind sie auf einem Röntgenbild zu erkennen. Dies ist ebenso ein sicherer Beweis für das Vorliegen von Gicht.

Die Symptome bei einem Gichtanfall sind zwar häufig ausgeprägt, zumeist können Sie sie aber auf Dauer ohne Medikamente bändigen. Voraussetzung dafür ist eine ausgewogene, purinarme Ernährung und Alkoholverzicht sowie ein körperliches Training, sobald die akuten Beschwerden abgeklungen sind. Im Akutfall sollten Sie das betroffene Gelenk ruhig halten, hochlagern und kühlen und mindestens 2 Liter am Tag trinken, sofern Ihre Nieren gesund sind. Falls Sie die Beschwerden auf diesem Weg nicht ausreichend lindern konnten, kann Ihnen Ihr Arzt ein Medikament gegen den akuten Schmerz verschreiben oder ein Langzeitpräparat, um die Harnsäure im Körper zu senken.

Die häufigste Rheumaerkrankung

Da die Symptome einer Gichterkrankung sowohl in der akuten als auch in der chronischen Phase denen einer rheumatoiden Arthritis ähnlich sind, kann eine Unterscheidung anfangs schwierig sein. Die rheumatoide Arthritis, früher „chronische Polyarthritis“ genannt, ist die häufigste Erkrankung der über 400 Rheumaformen. Eine chronische Polyarthritis kann grundsätzlich jeden treffen, sie beginnt jedoch zumeist in der zweiten Lebenshälfte und Frauen leiden deutlich häufiger daran als Männer. Wie viele andere rheumatische Erkrankungen beginnt sie oft schleichend und mit unspezifischen Symptomen wie Müdigkeit, Abgeschlagenheit, Unwohlsein, Appetitlosigkeit, Gewichtsverlust und leichtem Fieber. Erst nach dieser Phase tun die Gelenke weh. Typisch für eine rheumatoide Arthritis sind Gelenkschmerzen in Ruhe und in der Nacht sowie eine Morgensteifigkeit, die länger als eine halbe Stunde anhält. Betroffen sind zumeist die kleineren Gelenke wie Hand- und Sprunggelenke, Zehengelenke, Fingergrund- und Fingermittelgelenke. Auffällig ist, dass die Fingerendgelenke fast immer ausgespart bleiben und das Befallsmuster oftmals symmetrisch ist, das heißt, dass an beiden Körperhälften dieselben Gelenke schmerzen und geschwollen sind. Der Verlauf der Erkrankung kann ganz unterschiedlich sein, mal relativ harmlos, mal mit heftigen Schüben und Komplikationen, die grundsätzlich alle Gelenke und Organe, die Haut und das Abwehrsystem betreffen können.

Fehler im Abwehrsystem

Warum jemand Rheuma bekommt, ist bis heute nicht eindeutig geklärt. Hierbei spielen einerseits genetische Veranlagungen eine Rolle, falls also in Ihrer Familie Rheuma vorkommt, tragen Sie auch ein gewisses Risiko in Ihrer Erbanlage. Viel größere Risikofaktoren, dass eine rheumatische Erkrankung dann auch wirklich ausbricht, stellen aber Ihr Lebensstil sowie Umwelteinflüsse dar. Meist kommen hier mehrere Auslöser wie etwa Bakterien oder Viren, Stress oder Überlastung zusammen, die das Fass schließlich zum Überlaufen bringen. Durch eine Fehlregulation in der Körperabwehr gelangen dann eigene Abwehrzellen in die Gelenke und greifen dortige Strukturen an. Zunächst kommt es zur Entzündung der Gelenkkapsel und der Sehnenscheiden, die später auf Bänder, Knorpel und Knochen übergreift. Das einwachsende Entzündungsgewebe und die sich zunehmend ansammelnde Flüssigkeit zerstören den wichtigen Knorpel und erweichen den Knochen mit der Zeit, sodass dieser seine Beweglichkeit verliert, nicht mehr belastbar ist und sich verformt. So können später Finger schief stehen oder verbogen sein. Ein Teufelskreis beginnt: Aufgrund der Schmerzen schonen Betroffene Ihre Gelenke häufig und bewegen sie weniger, wodurch auf Dauer die zugehörige Muskulatur schwindet und die entzündete Kapsel schrumpft. Dadurch verharrt das Gelenk schließlich in einer Fehlstellung und ist dauerhaft steif. In der Nähe von Gelenken können sich zudem harte schmerzlose Knötchen unter der Haut bilden, sogenannte Rheumaknoten.

Die genaue Ursache für eine rheumatoide Arthritis ist bis heute nicht bekannt, es gibt jedoch zahlreiche Faktoren, die eine rheumatische Erkrankung begünstigen können. Dazu zählen: ungesunde Ernährung, Übergewicht, Darmerkrankungen, Nahrungsmittelunverträglichkeiten, Übersäuerung, hoher Alkoholkonsum, Nikotinkonsum, Hormonstörungen, Schilddrüsenprobleme, Vitamin-D-Mangel, oder eine früh einsetzende Menstruation.

Frühzeitige Diagnose zahlt sich aus

Verbogene Finger und Hände waren früher typische Rheumazeichen und sollten, genau wie andere ernsthafte Folgen, die schlimmstenfalls zur Invalidität führen können, bei adäquater Therapie eigentlich der Vergangenheit angehören. Das Problem ist jedoch, dass Betroffene oft zu lange warten, bis sie zum Arzt gehen und dann bis zur Diagnosestellung nochmals zu viel Zeit vergeht. So dauert es in Deutschland durchschnittlich fast zwei Jahre, bis Betroffene einen Facharzt für Rheumatologie aufsuchen und dieser schließlich eine gezielte Therapie einleitet. Dadurch geht wichtige Zeit verloren, da die rheumatoide Arthritis in den ersten Monaten am stärksten voranschreitet. Suchen Sie dagegen frühzeitig einen Rheumatologen auf, dann stehen Ihre Chancen gut, mit Rheuma weitgehend beschwerdefrei zu leben. Der Facharzt befragt Sie zunächst ausführlich nach Ihren Beschwerden und wird hellhörig, wenn mehr als zwei Gelenke geschwollen sind und bereits auf leichten Druck wehtun. Zudem lässt er im Labor die Rheumafaktoren bestimmen, die bei der rheumatoiden Arthritis allerdings nicht immer positiv sind und auch bei anderen Rheumaerkrankungen vorkommen. Mit einer sehr hohen Wahrscheinlichkeit liegt eine rheumatoide Arthritis dagegen vor, wenn Antikörper gegen sogenannte citrullinierte Proteine (ACPA) im Blut nachzuweisen sind.

Ganzheitlicher Behandlungsansatz

Grundsätzlich ist eine rheumatoide Arthritis zwar nicht heilbar, durch immer bessere Therapieoptionen lässt sich das Fortschreiten der Entzündung aber effektiv verlangsamen oder bestenfalls sogar stoppen. Dabei ist neben einer frühzeitig einsetzenden Therapie eine ganzheitliche Herangehensweise wichtig. Hierbei kommen – je nach Beschwerdebild – neben individuell angepassten Medikamenten, die Schmerzen lindern, Entzündungen bekämpfen und die Gelenkzerstörung bremsen sollen, weitere Maßnahmen zum Einsatz: Physiotherapie, Wärme- und Kältetherapie, Schlammpackungen, Heilbäder, Wasser-, Elektro- und Massagebehandlungen, Ergotherapie, Rheumafunktionstraining, Stressmanagement, Entspannungsübungen, Achtsamkeitstraining, psychotherapeutische Begleitung. Auch eine antientzündliche Ernährung ist entscheidend: Verzichten Sie auf Schweinefleisch, Weizen und Fertigprodukte und weitestgehend auf Zucker, Milchprodukte, tierische Eiweiße, Alkohol und Salz. Reduzieren Sie auch Sättigungsbeilagen wie Kartoffeln, Reis und Nudeln, wählen Sie stattdessen viele Ballaststoffe und Präbiotika wie Obst, Gemüse und Vollkorngetreide, außerdem viele Vitamine und Spurenelemente.

AUCH RHEUMA BRAUCHT BEWEGUNG! Hierbei ist das richtige Maß entscheidend und die Dosis muss individuell angepasst werden. Selbst einen akuten Schub können Sie positiv beeinflussen, wenn Sie währenddessen leichte Übungen machen und aktiv bleiben. Denn Bewegung lindert Schmerzen, verbessert Ihr Befinden, hilft gegen rheumabedingte Müdigkeit und verhindert den beim Rheuma beschleunigten Muskelabbau.

Zur Behandlung rheumatischer Erkrankungen gibt es hochwirksame Medikamente. Da diese jedoch auch unerwünschte Wirkungen mit sich bringen können, sollte deren Einsatz nur durch erfahrene Ärzte erfolgen. Dazu gehören unter anderem Kortison zur Einleitung der Therapie (bremst Entzündungen und schützt vor bleibenden Schäden), Basistherapeutika und Immunsuppressiva (hemmen Entzündungen), Biologika (schalten gezielt entzündungsfördernde Botenstoffe aus und unterbrechen dadurch die Entzündungskaskade) oder JAK-Inhibitoren (hemmen bestimmte Enzyme und zügeln dadurch das Immunsystem).

DAS GELENK-FIT-PROGRAMM

Bevor Sie gegen Ihre Gelenkbeschwerden angehen, sollten Sie Ihre genaue Diagnose kennen und verstehen, woher die Schmerzen kommen. Auf diese Weise verhindern Sie falsches Training, das die Probleme sogar verschlimmern kann.

Dem Schmerz auf die Spur kommen

Sie sind nicht nur lästig: Schmerzen sollten Sie als Warnsignal betrachten, das Sie vor größerem Unheil schützen kann.

Mit dem Zeh gegen den Bettpfosten gerannt, mit dem Sprunggelenk am Bordstein umgeknickt, mit dem „Musikknochen" an der Stuhllehne gestoßen. All diese Ereignisse haben eines gemeinsam: Es tut weh! Während praktisch jeder diese Situationen schon mal erlebt hat, ist es den meisten wahrscheinlich ein Rätsel, wie durch ein solches Anstoßen oder Umknicken in unserem Körper Schmerzen tatsächlich entstehen. Dabei hilft es, diesen Vorgang zu verstehen, denn mit besserem Verständnis werden Sie den Schmerz als weniger bedrohlich empfinden und können besser damit umgehen, das lässt sich sogar wissenschaftlich beweisen. Gute Gründe also, um einmal genauer hinzuschauen.

Der Körper des Menschen ist mit Millionen von Sensoren (Nozizeptoren) ausgestattet, die in den Wänden und an den Enden von Nervenzellen, den Neuronen, angelagert sind. Manche dieser Sensoren reagieren eher auf mechanische Reize wie etwa Verrenkungen oder Verstauchungen, andere primär auf Temperaturunterschiede, beispielsweise bei einem geschwollenen und entzündungsbedingt erwärmten Gelenk. Wieder andere reagieren am ehesten auf chemische Veränderungen, zum Beispiel ausgelöst durch eine Entzündung im Gelenk. Reagieren Ihre Sensoren auf einen Reiz, öffnen sie sich und geben eine Substanz frei, die wiederum einen elektrischen Impuls in den Neuronen auslöst. Erreicht diese Erregung des Neurons einen kritischen Punkt, leitet es die entsprechende Information an Ihr Rückenmark weiter. Hier schüttet das Neuron dann verschiedene Stoffe in die Synapse aus. So nennt man den Spalt zwischen dem Neuron und seiner benachbarten Nervenzelle. Die Synapse im Rückenmark zwischen den beiden Neuronen ist eine wichtige Filterstation. Denn erreicht die Erregung auch hier einen kritischen Wert, leitet die zweite Nervenzelle die Gefahrenbotschaft weiter ans Gehirn. Ihr Gehirn muss nun alle Informationen analysieren, beurteilen und bewerten. Im Zusammenspiel der verschiedenen Areale des Gehirns fällt dieses dann schließlich die Entscheidung, wie auf die eingehenden Signale am besten zu reagieren ist. Kommt das Gehirn zu der Bewertung „Gefahr im Verzug" und ist der Ansicht, etwas dagegen tun zu müssen, löst es schließlich Schmerzen aus.

SIGNALE IM GESCHWINDIGKEITSRAUSCH: Mit über 430 km/h rasen Schmerzsignale durch unseren Körper – und die Reaktion erfolgt sofort: Die „A-Delta-Fasern" sind für den direkten Schmerz zuständig, etwa wenn ein Hammer den Daumen trifft. „C-Fasern" leiten zwar ebenso Schmerzimpulse an das Rückenmark und das Gehirn weiter, tun dies aber mit etwa 7 km/h deutlich langsamer als die A-Delta-Fasern. Den C-Fasern haben wir schließlich den pochenden Schmerz zu verdanken, der dem anfänglich spitzen Schmerz folgt.

Effektives Warnsystem

Die meisten Menschen verbinden mit Schmerzen aus verständlichen Gründen etwas Negatives. Schließlich empfinden wir sie als unangenehm und belastend oder sie sind sogar so stark, dass wir uns auf nichts anderes mehr konzentrieren können. Da fällt es natürlich schwer, einen Sinn dahinter zu erkennen. Doch Schmerzen sind ein wichtiger Teil unseres Lebens. Sie beschützen Sie und schlagen Alarm, oft schon, bevor überhaupt eine Verletzung aufgetreten ist oder Sie sich noch Schlimmeres zuziehen. Sitzen Sie zum Beispiel stundenlang nahezu bewegungslos vor dem PC, werden Sie die zunehmenden Verspannungen an Schulter und Nacken hoffentlich daran erinnern, häufiger aufzustehen und sich zu bewegen. Genau dadurch können Sie verhindern, dass sich Ihre Muskeln an der Hals- und Brustwirbelsäule sowie an der Schulter chronisch verhärten – und somit zu einem dauerhaften Problem für Sie werden. Oder denken Sie nur an die schmerzhafte Erfahrung, wenn Jugendliche im Übermut irgendwo aus größerer Höhe herunterspringen. Die daraus resultierenden Schmerzen an Sprunggelenken und Knien werden sie vor der nächsten Mutprobe zumindest zum Nachdenken anregen und abwägen lassen, ob das Vorhaben wirklich eine so gute Idee ist. Einem Kind, das sich einmal die Finger an der heißen Herdplatte verbrannt hat, passiert dies durch die Schmerzerfahrung in der Regel nicht noch ein zweites Mal.

Schmerzen sind für Ärzte auch ein wichtiges Kriterium, inwiefern sich ein Patient mit einer Verletzung oder nach einer Operation am Gelenk wieder mehr belasten darf. Ist das geschädigte Gewebe des betroffenen Gelenks noch nicht ausreichend verheilt, wird das Gehirn dies bei zu schneller Belastungssteigerung im Rehabilitationsprozess durch die Aussendung von Schmerzen signalisieren. Das heißt für den Arzt, die Belastung wieder etwas zu reduzieren oder zumindest langsamer zu steigern.

Von akut zu chronisch

Akute Schmerzen teilen Ihnen mit, dass irgendwo in Ihrem Körper etwas nicht stimmt und Ihre Aufmerksamkeit erfordert. Dieser Schmerz, wie er beispielsweise bei Gelenkverstauchungen, Schnittverletzungen, Prellungen oder Muskelverspannungen auftritt, ist also eher unser Helfer als unser Feind. In der Regel klingen diese Beschwerden mit den richtigen Maßnahmen von allein wieder ab, manchmal hilft sogar auch warten, ohne etwas zu tun. Anders verhält es sich dagegen mit chronischen Schmerzen: Wenn keine Erkrankung wie Gicht oder Rheuma dahintersteckt, sucht man einen konkreten Anlass für den Schmerz meist vergebens. Hier ist der Schmerz ein allgemeines Signal dafür, dass ein Körpersystem einfach nicht richtig funktioniert. Ärzte definieren Schmerzen dann als „chronisch“, wenn diese seit mindestens drei Monaten durchgehend bestehen oder häufig wiederkehren und den Betroffenen beeinträchtigen, etwa durch eine Störung der Beweglichkeit oder einer Gelenkfunktion. Häufig bedeutet dies auch eine starke Einschränkung im Alltag, im Beruf sowie in der Freizeitgestaltung. Forscher schätzen, dass weltweit jeder Fünfte unter einem solchen chronischen Schmerzsyndrom leidet. Aber wie entsteht so etwas?

Zunächst einmal muss man dieses Syndrom als eigenständige Krankheit ansehen, die sich zwar oft aus akuten Beschwerden entwickelt, aber meist keine klar erkennbare Ursache hat. Es scheint, als lassen anhaltende Schmerzreize die Nervenzellen zunehmend empfindlicher auf weitere Reize reagieren und somit die individuelle Schmerzschwelle sinken. Durch das sich entwickelnde „Schmerzgedächtnis" nehmen Sie schon kleinste Schmerzreize oder gar Berührungen als Schmerzen wahr. Es tut also weh, ohne dass es eine echte körperliche Ursache dafür gibt, da Ihr Gehirn aus irgendeinem Grund trotzdem entschieden hat, dass Sie in Gefahr sind. Die Aufgabe – für Arzt und Patient oft gleichermaßen frustrierend – lautet nun, herauszufinden, warum Ihr Gehirn zu dieser Bewertung kommt.

Mysterium „Schmerz"

Vieles zum Thema Schmerz kann auch heute noch nicht ausreichend beantwortet werden. So hängt beispielsweise die Intensität des Schmerzes nicht unbedingt vom Schweregrad des vorliegenden Gewebeschadens ab. Das heißt konkret, dass ein kleiner Schnitt an der Hand als schmerzhafter empfunden werden kann, als wenn Sie sich beispielsweise einen kompletten Finger mit der Kreissäge abtrennen. Auch aus dem Sportbereich kennt die Medizin unzählige Fälle, wo Sportler trotz schwerer Verletzung einfach weitermachten – und dabei auch noch erstaunliche Leistungen vollbrachten.

DER FALL TRAUTMANN: Sportler gehen allzu oft über ihre Grenzen. Eines der bekanntesten Beispiele dafür ist wohl der Unfall von Bernhard Trautmann, der 1956 im englischen Pokalendspiel als Torhüter von Manchester City unglücklich mit einem Gegenspieler zusammenprallte und dabei einen Halswirbelbruch erlitt. Diesen konnten die Ärzte aber erst wesentlich später in der Klinik diagnostizieren, da Trautmann noch das Match zu Ende spielte und den Titel mit seinem Team gewann.

Manchmal versagt unser sonst so gut funktionierender Organismus aber leider komplett – und das ausgerechnet in lebensbedrohlichen Situationen: Viele Krebsarten verursachen gerade im Frühstadium keine Schmerzen, die uns warnen könnten. Oft treten Beschwerden durch Tumore erst dann auf, wenn es bereits zu spät ist, um entsprechende Gegenmaßnahmen zu veranlassen. Dieser Umstand macht Krankheiten noch gefährlicher.

SCHMERZTAGEBUCH

Damit Ihr Arzt ein besseres Verständnis
für Ihre Schmerzen bekannt, ist
es sinnvoll, ein Tagbuch zu führen.

Wo sind die Schmerzen lokalisiert?

Wann/in welcher Situation sind die Schmerzen aufgetreten?

Wie lange haben die Schmerzen angehalten?

Welchen Charakter haben die Schmerzen (schneidend, stechend, dumpf, pochend usw.)?

Haben Sie weitere Symptome wie Kopfschmerzen, Übelkeit, Schwindel, Müdigkeit usw.?

Inwiefern beeinträchtigen Sie die Schmerzen im Alltag, etwa bei der Ausübung Ihres Berufs?

Haben Sie Schmerzmittel oder andere Medikamente eingenommen? Wenn ja, welche?

Was hilft Ihnen noch außer Medikamenten (Salben, Ruhe, Kälte, Entspannungsübungen, Spaziergänge usw.)?

Wie stark sind die Schmerzen auf einer Skala von 0 bis 10? *

1 2 3 4 5 6 7 8 9 10

* Die sogenannte Numerische Analog-Skala (NAS) stellt Ihre Schmerzen anhand eines Zahlenwertes zwischen 0 und 10 dar, wobei 0 für „schmerzfrei“ und 10 für „maximal vorstellbarer Schmerz“ steht.

JEDER MENSCH EMPFINDET SCHMERZEN ANDERS. **Während ein und dieselbe Verletzung bei dem einen nur ein wenig Unwohlsein auslöst, kann sie bei jemand anderem eine maximale Einschränkung bedeuten. Mithilfe einer Schmerzskala können Sie Ihre subjektiv empfundenen Schmerzen angeben (siehe Seite 47). Dies ist besonders wichtig, damit Ihr Arzt die Schmerzen besser einordnen und eine entsprechende Therapie in die Wege leiten kann.**

Auf der Suche nach dem Auslöser

An unseren inneren Organen selbst spüren wir zumeist keine Schmerzen, sie zeigen sich eher „indirekt". Mediziner sprechen dann von „Übertragungsschmerzen", die von inneren Organen auf einen anderen Teil des Körpers projiziert werden. So kann beispielsweise bei einem Herzinfarkt als einziges Symptom ein Schmerz in den Armen oder am Unterkiefer auftreten und bei einer akuten Entzündung der Bauchspeicheldrüse kann der Rücken oder die rechte Schulter stark wehtun. Andersherum ist aber auch nicht jeder spürbare Schmerz tatsächlich auf einen strukturellen Defekt zurückzuführen. So habe ich es schon sehr oft in der Praxis erlebt, dass sich bei Schmerzen am Gelenk keinerlei Strukturveränderungen des Gewebes auf Ultraschall-, Röntgen- und MRT-Aufnahmen nachweisen ließen. In diesen Fällen handelt es sich zumeist um eine funktionelle Störung. Das heißt, dass Bewegungen, die üblicherweise unbewusst beziehungsweise automatisch ablaufen, durch eine Fehlanpassung gestört sind und diese in der Folge zu Beschwerden an ansonsten gesunden Körperstrukturen führen. So können beispielsweise Knieschmerzen ebenso durch eine Fehlstellung des Beckens bedingt sein oder etwa durch Plattfüße. In solchen Fällen sind wir Ärzte gefordert, auch mal über den Tellerrand zu schauen, vom eigentlichen Schmerzzentrum entfernt liegende Strukturen genauer unter die Lupe zu nehmen und den menschlichen Körper als Gesamtkonstrukt in all seinen Funktionen zu betrachten.

Immer die Ursache zuerst!

Damit Sie Ihre Beschwerden optimal behandeln können, ist es wichtig, die Auslöser für Ihre Schmerzen und die Einschränkung zu kennen.

Zu einem Arzt sollten Sie nicht nur bei Gelenkbeschwerden nach einem eindeutigen Vorfall, wie einem Sturz, gehen. Auch sollten Sie Ihre Schmerzen vom Experten genauer unter die Lupe nehmen lassen, wenn diese ohne erkennbare Ursache – also scheinbar aus dem Nichts – angefangen haben. Warnhinweise, auf die Sie dabei achten sollten: Schmerzen, die zu einer Bewegungseinschränkung des Gelenks führen, ein deutlich geschwollenes Gelenk, eine Rötung der Haut um das Gelenk sowie begleitendes Fieber. Ein Verschleppen dieser Symptome und damit eine verspätet eingeleitete Therapie könnten die Beschwerden verschlimmern und möglicherweise dazu führen, dass sich diese auch auf andere Gelenke ausdehnen.

HAUSARZT ODER ORTHOPÄDE? Grundsätzlich sollte Ihr Hausarzt die erste Anlaufstelle bei allen Beschwerden am Körper sein. Bei Schmerzen an Knochen, Muskeln und Gelenken wird Sie dieser jedoch zumeist an einen Orthopäden überweisen. Ihr Orthopäde leitet dann die entsprechende Diagnostik und Therapie in die Wege.

Wenn ein Patient mit Beschwerden am Bewegungsapparat in meine Sprechstunde kommt, schaue ich bereits vor und während der Begrüßung ganz genau hin: Gibt es Auffälligkeiten beim Aufstehen vom Stuhl im Wartezimmer und dem anschließenden Losgehen? Deutet hierbei etwas auf Hüft- oder Kniebeschwerden hin? Wie ist der Händedruck? Macht der Patient dabei ein schmerzverzerrtes Gesicht oder zieht er die Hand gar zurück? Zeigen sich Besonderheiten beim Gangbild, hinkt der Patient oder benötigt Hilfsmittel wie Unterarmgehstützen, besser bekannt als Krücken? Auf schmerzhafte Ellbogen- oder Schulterprobleme deuten Ausweichbewegungen beim

Ausziehen der Jacke hin. Durch das Beobachten von bestimmten Bewegungsmustern habe ich schon vor dem eigentlichen Gespräch und der Untersuchung einen ersten Eindruck über vorliegende Funktionseinschränkungen.

Das erste Gespräch mit dem Arzt

Ihr Arztbesuch beginnt meist mit der sogenannten Anamnese, also dem ausführlichen Gespräch über Ihre vorliegende gesundheitliche Beeinträchtigung. Um sich ein genaues Bild von Ihren Symptomen zu machen, stellt der Arzt in der Regel folgende Fragen: Gab es einen Unfall, auf den die Beschwerden zurückzuführen sind? Falls ja: Was ist passiert und wann genau war das? Wie haben sich die Schmerzen seitdem entwickelt und welche Therapien wurden bisher von Ihnen selbst oder einem anderen Arzt durchgeführt? Wichtig in diesem Zusammenhang ist auch, ob es bereits in der Vergangenheit eine Verletzung oder eine Operation am betroffenen Gelenk gegeben hat. Falls es kein konkretes Ereignis gab, durch das die Beschwerden ausgelöst worden sind, benötigt Ihr Arzt folgende Informationen: Haben Ihre Beschwerden plötzlich oder schleichend begonnen? Traten derlei Probleme in der Vergangenheit schon einmal auf? Gibt es bereits vorliegende Erkrankungen wie Rheuma, Gicht oder Arthrose? Liegen Vorbefunde vor, etwa Arztbriefe, Röntgen- oder MRT-Befunde? Wie ist der Verlauf seit Bestehen der Symptomatik? Ist nur das eine oder sind mehrere Gelenke betroffen? Wie stark sind die Schmerzen und wo genau sind diese lokalisiert? Ist tendenziell eine Besserung mit der Zeit zu erkennen oder nimmt die Beweglichkeit des Gelenks eher ab? Was haben Sie bisher unternommen, um die Schmerzen zu lindern? Und: Bei welchen Bewegungen oder Tätigkeiten sind die Beschwerden am schlimmsten?

Anhand Ihrer Antworten kann Ihr Arzt auch zwischen Ruhe-, Anlauf- und Belastungsschmerz differenzieren und dabei bereits bestimmte Diagnosen abwägen: Bei Schmerzen, die ohne jegliche Belastung des Gelenks auftreten, also beispielsweise in der Nacht, liegt die Vermutung nahe, dass eine entzündliche Gelenkerkrankung vorliegt. Aber auch stark überlastete Gelenke können in Ruhe wehtun. Klassische Ursache für Anlaufschmerzen, also das Auftreten von Beschwerden, sobald Sie das betreffende Gelenk bewegen, ist die Arthrose. Ein Belastungsschmerz ist per Definition ein Schmerz, der bei Belastung des Gelenks, zum Beispiel bei körperlicher Arbeit oder beim Sport, auftritt und in Ruhe und bei Entlastung rückläufig ist. Die häufigsten Ursachen dafür sind akute Verletzungen, Fehl- oder Überlastungen sowie ein arthrotischer Gelenkverschleiß.

Die körperliche Untersuchung

Nach dem Gespräch hat der Arzt sehr häufig bereits eine konkrete Verdachtsdiagnose, die er durch die folgenden Untersuchungen weiter abklärt. Die Untersuchung des betroffenen Gelenks beginnt in der Regel damit, dass der Arzt es zunächst genau unter die Lupe nimmt. Er achtet dabei insbesondere auf eine Rötung der umgebenden Haut, eine Blutergussverfärbung und eine Schwellung. Sieht die Gelenkform in irgendeiner Weise verändert aus im Vergleich zur Gegenseite? Bei der Untersuchung ist es wichtig, die das Gelenk umgebende Muskulatur genauer anzuschauen. Denn durch eine längere Schonung eines schmerzhaften Gelenks kann es zum Abbau von Muskeln kommen, eine sogenannte Muskelhypotrophie, die zu einem deutlichen optischen Unterschied zur gesunden Seite führt.

Nun tastet der Arzt das Gelenk ab und fühlt, ob es sich erwärmt, teigig oder flüssigkeitsgefüllt anfühlt. Auch ein Druckschmerz an bestimmten Stellen des Gelenks gibt Ihrem Arzt einen Hinweis darauf, welche Struktur verletzt sein könnte. Nach dieser Inspektion und Palpation – also dem Abtasten – folgt die Funktionstestung Ihres Gelenks. Ihr Arzt beginnt diese in der Regel damit, dass er Ihr Gelenk passiv bewegt und dabei auf Bewegungseinschränkungen oder gar eine Gelenksteifigkeit achtet, ebenso auf Schmerzen bei der Endstellung des Gelenks. Während er das Gelenk bewegt, hört er auch auf eventuell auftretende Reibungs- oder Knistergeräusche, die insbesondere bei einer Arthrose und Knorpelschädigungen auftreten.

DIE NEUTRAL-NULL-METHODE: Mediziner geben die Mobilität eines Gelenks in Form eines Indexes an: der sogenannten Neutral-Null-Methode. Hierbei wird die Beweglichkeit als dreistelliger Code notiert, wobei die Bewegung von der genau definierten Neutral-Null-Stellung des jeweiligen Gelenks aus in Winkelgraden angegeben wird. Dadurch lässt sich jede Bewegung und jede Bewegungseinschränkung eindeutig beschreiben.

Nachdem der Arzt den Bewegungsumfang Ihres Gelenks getestet hat, überprüft er die Kraft der umgebenden Muskeln. Bei diesem Muskelfunktionstest lässt Ihr Arzt Sie in jede mögliche Bewegungsrichtung aktiv das Gelenk bewegen. Genau wie beim Bewegungsumfang gibt es auch hier eine Systematik: die „Kraftgrade nach Janda". Diese werden auf einer Skala von Null (= es liegt keinerlei Muskelkraft vor) bis Fünf (= Vorliegen von 100 Prozent Muskelkraft; Bewegung ist in vollem Umfang möglich, auch gegen einen starken äußeren Widerstand) angegeben. Mediziner testen die Muskelkraft immer im Seitenvergleich, linke Seite gegen rechte Seite.

Laborwerte, MRT & Co

Ärzte können mit ihrer Erfahrung die Ursache der Beschwerden oft bereits anhand Ihrer Krankengeschichte und der Ergebnisse des körperlichen Checks herausfinden. In einigen Fällen können aber auch noch weitere Untersuchungen erforderlich sein: Um eine Erkrankung des Bewegungsapparats zu diagnostizieren, schaut der Arzt bei der Laboruntersuchung insbesondere auf Parameter, die Entzündungen im Körper anzeigen, wenn die gemessenen Werte zu hoch liegen: C-reaktives Protein (CRP), weiße Blutkörperchen (Leukozyten) und die Blutkörperchensenkungsgeschwindigkeit (BSG). Wichtig außerdem ist die Kreatinkinase (CK, vom engl.: creatine kinasis), die vor allem bei Muskelverletzungen und -erkrankungen erhöht ist. Besteht der Verdacht auf eine rheumatische Erkrankung, bestimmt Ihr Arzt zusätzlich sogenannte Rheumafaktoren im Labor.

Nach der körperlichen Untersuchung setzen Ärzte sehr häufig das Ultraschallgerät ein, um Auffälligkeiten und Flüssigkeit im Gelenk sowie Verletzungen der umgebenden Bänder und Muskeln genauer zu identifizieren. Diese sogenannte Sonografie hat den Vorteil, dass sie unmittelbar verfügbar ist und im Gegensatz zum Röntgen keinerlei Strahlenbelastung verursacht. Außerdem lässt sich die verletzte Region direkt unter Sicht in beliebiger Richtung und im Vergleich zur Gegenseite sowie dynamisch-funktionell unter Bewegung, Anspannung oder Stabilitätstestung untersuchen.

Hat Ihr Arzt den Verdacht, dass eine Anomalie Ihres Knochens besteht, zum Beispiel eine Fraktur, eine Infektion oder eine Missbildung, wird er eine Röntgenaufnahme empfehlen. Eine Computertomografie (CT) ermöglicht eine detailliertere Abbildung der Knochen-

WANN WELCHE UNTERSUCHUNG?

	UNFALL	ÜBER-/FEHL-BELASTUNG	ARTHROSE	GICHT	RHEUMATISCHE ERKRANKUNG
LABOR	eventuell bei offenen Verletzungen	bei Verdacht auf entzündliche Ursache oder Knochenstoffwechselstörungen	in der Regel nur bei aktivierter Arthrose	ja	ja
ULTRASCHALL	bei Verletzung von Muskeln, Sehnen und Bändern	ja	ja	ja	ja
RÖNTGEN	bei knöchernen Verletzungen	bei Ermüdungsbruch	ja	nein	nein
CT	bei komplexen Verletzungen und falls Röntgen nicht ausreichend	ggf. bei im Röntgen nicht eindeutigen Ermüdungsbrüchen	nein	ja	nein
MRT	bei Gelenkinnenraumschädigung (z. B. Kreuzbandriss)	bei Verletzung/Reizung von Muskeln, Sehnen und Bändern	eventuell bei Knorpelablösung	bei speziellen Fragestellungen	bei speziellen Fragestellungen
GELENKPUNKTION	nein	nein	bei starker Gelenkschwellung oder Gelenkinfektion	ja	bei starker Gelenkschwellung

Hinweis Arthroskopie: normalerweise Therapieverfahren; bei anhaltenden Beschwerden ohne klare Ursache und ohne Besserungstendenz auch als Diagnostikmöglichkeit einsetzbar
Hinweis Skelettszintigrafie: nur bei rheumatischen Erkrankungen bei mehreren Lokalisationen

strukturen als das herkömmliche Röntgenverfahren, wodurch sich die Lokalisation und das Ausmaß der Verletzung noch genauer bestimmen lassen. Vermutet Ihr Arzt jedoch am ehesten, dass Ihre Beschwerden von einer Weichteilverletzung herrühren, leitet er eine Magnetresonanztomografie (MRT) in die Wege. Diese Schichtbildaufnahmen eignen sich besonders gut, um Verletzungen von Muskeln, Sehnen, Knorpel und Bändern darzustellen.

Nach all diesen Untersuchungen hat Ihr Arzt in der Regel die Ursache Ihrer Beschwerden herausgefunden und kann gezielt ein Therapiekonzept empfehlen. Dabei geht es zum einen darum, zunächst die akuten Schmerzen zu lindern, zum Beispiel durch Orthesen oder Schmerzmittel. Zum anderen leitet Ihr Arzt bereits langfristige Maßnahmen in die Wege, damit es bestenfalls später gar nicht erst wieder zu Beschwerden kommt. Eine solche Maßnahme ist in der Regel eine auf Ihr Beschwerdebild abgestimmte Bewegungstherapie.

Wie Bewegung dauerhaft helfen kann

Um Ihre Gelenke bestens zu schützen und funktionstüchtig zu halten, ist eines ganz besonders wichtig: Sie sollten sich regelmäßig bewegen.

Von dem Arzt Wildor Hollmann, einem Vordenker der heutigen Sportmedizin, stammt der Satz: „Durch ein geeignetes körperliches Training gelingt es, 20 Jahre lang 40 Jahre alt zu bleiben." Das sind doch sehr gute Aussichten und lehrt uns, dass Sport grundsätzlich gesund ist. Eine der ersten wissenschaftlichen Untersuchungen, die einen direkten messbaren Zusammenhang zwischen Bewegung und Gesundheit zeigte, war die sogenannte London Bus Driver Study: Ende der 1940er-Jahre war der britische Arzt Jeremy Morris davon überzeugt, dass die zunehmende Häufigkeit von Herzinfarkten und koronarer Herzkrankheit nicht nur mit dem Alter und chronischem Stress zusammenhängt, wie man damals annahm, sondern auch damit, wie oft und wie viel man sich bewegte. Um seine These zu stützen, startete Morris eine zweijährige Beobachtungsstudie mit 35 000 Fahrern und Schaffnern in Londoner Doppeldeckerbussen. Während die Fahrer ihren Arbeitstag ausschließlich sitzend verbrachten, hatten die Schaffner etwa 600 Stufen pro Schicht zu bewältigen. Morris beobachtete: Unabhängig vom Gesundheitsstatus zu Beginn der Studie erlitten die Fahrer doppelt so häufig einen Herzinfarkt wie die Schaffner.

Ebenfalls in den 1940er-Jahren startete eine der weltweit wohl bekanntesten Beobachtungsstudien mit über 5 000 gesunden Einwohnern der amerikanischen Kleinstadt Framingham. Die Teilnehmer der sogenannten Framingham Heart Study wurden alle zwei Jahre untersucht und zu ihren Lebensumständen und -gewohnheiten befragt. Mehr als 25 Jahre später konnten Forscher aus Framingham auf Basis dieser Daten belegen, dass Sport das Herz-Kreislauf-System schützt. Durch Auswertung der riesigen Datenmenge konnten sie außerdem konkrete Risikofaktoren für Herzerkrankungen bestimmen, darunter Tabakkonsum, Bluthochdruck, Diabetes und Übergewicht. Seither zeigten unzählige weitere wissenschaftliche Arbeiten, dass regelmäßige Bewegung einen außerordentlich positiven Nutzen für nahezu alle Organsysteme des Menschen und damit auf die individuelle Lebensqualität hat.

LÄNGER LEBEN DURCH SPORT: In der an der Harvard-Universität in Boston durchgeführten „Paffenbarger-Studie“ aus den 1960er/70er-Jahren wurde das Auftreten von Herzinfarkten in Relation zu körperlicher Aktivität gesetzt, gemessen am Kalorienverbrauch pro Woche. Das Risiko für einen Herzinfarkt sank durch sportliche Betätigung um über 50 Prozent. Die Forscher beobachteten, dass das Risiko, im Beobachtungszeitraum der Studie zu versterben, für die Sportler deutlich geringer war.

„Moment mal“, werden Sie jetzt vielleicht denken. „Aber man hört doch oft, dass Sportler sich verletzén und das Risiko, eine Arthrose zu bekommen, für sie deutlich höher liegt. Ist denn Sport auch für die Gelenke gut?“ Um es direkt vorwegzunehmen: Diese Frage kann ich eindeutig mit „Ja“ beantworten! Wie so häufig im Leben ist aber auch hier wieder alles eine Frage der Dosis: Grundsätzlich ist es tatsächlich richtig, dass Experten bei (Leistungs-)Sportlern mit einem hohen Anteil an Rotations- und Scherkraftbeanspruchungen bei gleichzeitig hochintensiver Belastung, wie zum Beispiel bei Profi-Skifahrern, von einem gering erhöhten Arthroserisiko ausgehen. Allerdings resultiert dieses nicht direkt aus der sportlichen Betätigung. Verantwortlich für den Gelenkverschleiß sind zumeist Verletzungen und damit die Störung des harmonischen Gelenkspiels und einer dadurch bedingten Fehlbelastung für das entsprechende Gelenk. Die konsequente Schonung eines Gelenks, damit Sie dessen Verschleiß möglichst lange hinauszögern, ist allerdings auch nicht die Lösung: Wissenschaftler aus den USA haben 2 500 Skelette von über 50-jährigen Menschen auf Zeichen von Arthrose hin untersucht. Dabei stammten die menschlichen Überreste aus der Zeit der frühen Industrialisierung (gestorben zwischen 1905 und 1940), der postindustriellen Ära (gestorben zwischen 1976 und 2015) sowie von frühen amerikanischen Jägern und Sammlern (gestorben zwischen 6000 bis 300 v. Chr.). Insgesamt stellten die Forscher bei 6 bis 8 Prozent der frühindustrialisierten beziehungsweise prähistorischen Proben eine Kniearthrose fest, demgegenüber bei 16 Prozent der Knochen aus der postindustriellen Zeit. Da sich die Menschen in dieser Epoche unter anderem durch zunehmend sitzende Tätigkeiten deutlich weniger bewegten als in den beiden früheren Zeitspannen, lässt sich hieraus am ehesten auf Inaktivität als entscheidender Faktor für die Entstehung einer Arthrose schließen.

Bewegung schmiert die Gelenke

Tatsächlich zeigen viele weitere Studien, dass nicht nur eine sehr hohe, sondern ebenso eine geringe körperliche Aktivität oder gar inaktive Lebensweise zu dünnerem Knorpel und somit zu einem anfälligen Gelenk führt. Daraus folgt: Wer sich moderat körperlich betätigt, schützt seinen Knorpel vor Abbau. Das liegt insbesondere daran, dass Sie durch die Bewegung dafür sorgen, dass die Gelenkflüssigkeit besser fließt und ständig durchmischt wird. Diese sogenannte Synovia wird dadurch tief ins Gelenkinnere bis zum Gelenkknorpel transportiert und kann diesen somit besser ernähren und die Gelenkflächen schmieren, was letztlich zu einer besseren Stoßdämpfung des Gelenks führt. Doch nicht nur Ihr Knorpel profitiert von

DAS BESTE MEDIKAMENT

Regelmäßige Bewegung hat positive Auswirkungen auf den gesamten Körper. Hier nur eine kleine Auswahl.

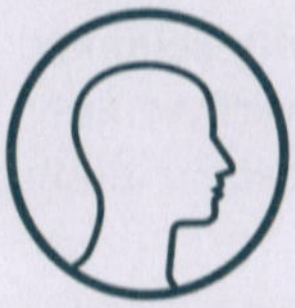

Positive Wirkung auf die Psyche, Reduzierung von Angstzuständen, Verringerung des Risikos für einen Schlaganfall, Verbesserung des Gedächtnisses, des Lernvermögens sowie der Kreativität

Kräftigung der Atemmuskulatur und Verbesserung der Lungenfunktion sowie der Ausdauerleistungsfähigkeit, Senkung des Risikos für Lungenkrebs

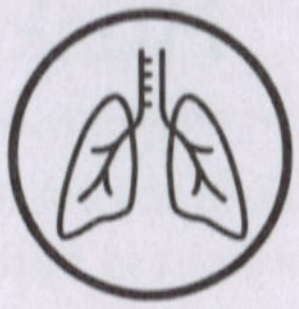

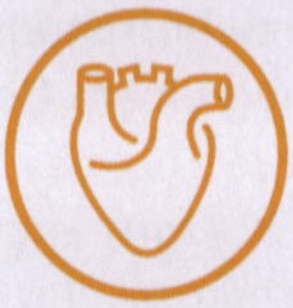

Kräftigung des Herzmuskels und Verbesserung der Herzarbeit, Verringerung des Risikos für einen Herzinfarkt und andere Herz-Kreislauf-Erkrankungen wie Bluthochdruck

Verdichtung und Kräftigung der Knochensubstanz, Vorbeugung und Therapie bei Osteoporose

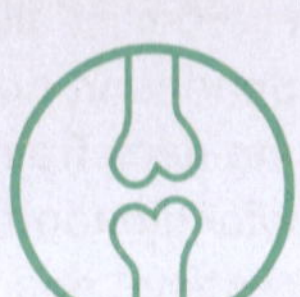

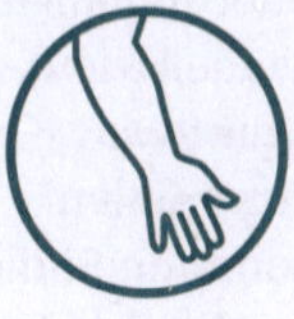

Kräftigung der Muskulatur und Verbesserung der Knorpelernährung, Stabilisierung und Schutz des Gelenkknorpels und vor Arthrose, Stärkung von Sehnen und Bändern, Schutz vor Verletzungen

Sport. Bewegen Sie sich regelmäßig, tun Sie Ihren Gelenken in gleich mehrerlei Hinsicht Gutes: Zunächst lösen sich dadurch lästige und schmerzhafte Verspannungen der das Gelenk umgebenden Muskulatur. Das ist gerade für „Dauersitzer" wichtig, denn je weniger Sie Kopf und Schultern bewegen, desto härter wird die Nacken- und Schultermuskulatur und desto stärker werden die Beschwerden. Neben den Muskeln halten Sie auch die Sehnen und Bänder elastisch und stärken sie zugleich. Dadurch unterstützen diese das Gelenk bei seinen Aufgaben und stabilisieren die Gelenkkapsel. Auf diese Weise wird das Gelenk vor Überlastung geschützt, da für eine gleichmäßige Verteilung des Drucks gesorgt ist. Und nicht zu vergessen: In der Regel bauen Sie durch ein regelmäßiges Training ganz nebenbei noch Fettgewebe ab – wodurch auf Ihren Gelenken weniger Gewicht lastet und der Knorpel bei jedem Schritt weniger abpuffern muss.

Muskeltraining auch bei Arthrose

Eine mir häufig gestellte Frage in meinen Sprechstunden lautet: „Bei mir ist ja bereits eine Arthrose bekannt – ist Sport denn dann wirklich gut für mich oder mache ich damit nicht alles noch viel schlimmer?" An dieser Stelle verweise ich gerne auf die zahlreichen Studien, die nicht nur eindeutig zeigen, dass gezieltes Training einem Gelenkverschleiß vorbeugen kann, sondern die Beschwerden bei bereits bestehenden Problemen auch spürbar reduziert. Das trifft auch genauso zu bei einer vorliegenden Gicht- oder Rheumaerkrankung. Hierbei ist allerdings zu beachten, dass bei akuten Schüben die Schonung des betroffenen Gelenks im Vordergrund steht und Sie mit dem Training in dieser Zeit entsprechend pausieren sollten. Am wichtigsten für bereits geschädigte Gelenke ist ein gezieltes Krafttraining, das Muskeln aufbaut und stärkt und dadurch die Gelenkbeweglichkeit verbessert und die Schmerzen lindert. Dabei zu beachten ist, dass das Bewegungsprogramm genau wie bei der Rehabilitation nach einer akuten Verletzung oder Operation individuell auf die vorliegenden Beschwerden und Erkrankungen abgestimmt wird. Damit Sie von Ihrem Training profitieren, sollten Sie sich von einem Sport- oder Physiotherapeuten anleiten lassen. So bekommen Sie ein optimales Trainingsprogramm an die Hand, mit dem Sie dann später Ihre Gelenke eigenverantwortlich schützen können.

DIE RICHTIGEN ÜBUNGEN FÜR JEDES GELENK

Jetzt geht's los: In diesem Kapitel lernen Sie die besten Übungen kennen, um Ihre Gelenke dauerhaft und schmerzfrei beweglich zu halten. Nach der Lektüre können Sie direkt loslegen!

Grundregeln für die richtige Bewegung

Sport ist gesund und tut gut. Damit Sie optimal von sportlicher Betätigung profitieren, sollten Sie jedoch einige Kriterien beachten.

Es kommt sehr häufig vor, dass Patienten in meiner Sprechstunde berichten: „Mein Hausarzt hat gesagt, ich muss mich mehr bewegen." Jedoch hat der Hausarzt das dann häufig nicht weiter konkretisiert, sodass die Patienten ratlos die Praxis verlassen. Sie wissen meistens nicht, wie und womit sie anfangen oder auf welches Ziel sie überhaupt hinsteuern sollen. Genau an dieser Stelle ist ein Sportmediziner der richtige Ansprechpartner. Er hilft Ihnen dabei, die für Sie richtige Bewegungsform zu finden, unterstützt und begleitet Sie auf Ihrem Weg zu einer regelmäßigen und genau auf Sie abgestimmten körperlichen Ertüchtigung.

Besonders der Anfang ist wichtig: Allzu häufig kommt es vor, dass sich Sportneulinge zunächst hoch motiviert mit teuren Sportschuhen und Funktionskleidung eindecken und einfach draufloslaufen, um die Laufschuhe dann aufgrund von Knie- oder Hüftschmerzen recht schnell wieder frustriert in irgendeine Ecke im Keller zu verbannen. Deshalb ist es für uns Sportmediziner besonders wichtig, gerade zu Beginn durch ein intensives Gespräch und verschiedene Untersuchungen und Tests festzustellen, wie Ihr aktueller Gesundheits- und Fitnesszustand ist, welche Sportart zu Ihnen passt und welches konkrete sportliche Ziel Sie erreichen möchten. Aber auch, und vielleicht sogar ganz besonders, um herauszufinden, was Ihnen garantiert nicht guttut.

Die Visite beim Sportarzt umfasst in der Regel folgende Untersuchungen: internistischer und orthopädischer Check, Blutdruck- und Pulsmessung, Lungenfunktionstest, Kraftmessung der wichtigsten Muskelgruppen, Ruhe-EKG, Blut- und Urinuntersuchung, Bestimmung des Körperfett- und Muskelanteils sowie eine Ultraschalluntersuchung Ihres Herzens. Bei einem Leistungstest zeichnet der Sportmediziner weitere wichtige Parameter auf.

DER LEISTUNGSTEST umfasst EKGs und die Messung des Blutdrucks, Pulses sowie der Konzentration von Milchsäure (Laktat) im Blut unter Belastung auf dem Laufband oder Fahrradergometer. Bei einer sogenannten Spiroergometrie werden zusätzlich Ihre Atemgase gemessen und auf diese Weise Ihre Sauerstoff- und Stickstoffwerte während körperlicher Anstrengung analysiert.

Auf Basis der ermittelten Befunde kann der Sportmediziner Ihren aktuellen Gesundheitszustand und Ihre Leistungsfähigkeit beurteilen und Sie optimal mit Blick auf eine Trainingsaufnahme und weitere -steuerung beraten. Übrigens: „Sportmediziner" ist in Deutschland eine Zusatzbezeichnung, die jeder Arzt mit einer entsprechenden Fortbildung führen darf. Meistens sind das Orthopäden, Hausärzte und Internisten. Haben diese eine Kassenzulassung, zahlen die Kassen auch eine dortige Vorstellung. Bei speziellen Leistungsuntersuchungen sieht das etwas anders aus. Private Kassen übernehmen diese in der Regel vollständig, gesetzliche Kassen bezuschussen die Checks zumeist mit unterschiedlichen Beträgen im Rahmen von präventiven Maßnahmen.

Mit kleinen Schritten zum Ziel

Vor allem bei Anfängern, die bisher in ihrem Leben kaum oder vielleicht noch gar keinen Sport gemacht haben, ist ein langsamer Start auf niedrigem Niveau sowie eine realistische Zielsetzung besonders wichtig. Ein Überfrachten mit Trainingsprogrammen und Übungen ist in jedem Fall kontraproduktiv, deshalb empfehle ich zunächst nur kleine Änderungen und definiere die Aufgaben klar. Solche Aufgaben können beispielsweise sein: Treppe statt Aufzug, Fahrrad statt Auto, längere (Telefon-)Gespräche beim Gehen anstatt im Sitzen führen, bei jedem Zähneputzen Balanceübungen durchführen. Wichtig ist vor allem, direkt loszulegen und den Startschuss nicht auf irgendeinen Zeitpunkt in der Zukunft zu verschieben. „Nach dem Urlaub" oder „zum nächsten Monatsanfang" fangen nämlich erfahrungsgemäß dann die wenigsten Menschen tatsächlich an.

DIE 40-15-5-REGEL GEGEN DAUERSITZEN: Nach 40 Minuten sitzen, arbeiten Sie 15 Minuten im Stehen und bewegen sich anschließend locker für fünf Minuten. Achten Sie darauf, nicht zu lange in einer Sitzposition zu verbleiben, sondern verändern Sie diese immer mal wieder aktiv, mal angelehnt, mal besonders aufrecht, mal auf einen Sitzball oder auf einen Kniehocker wechseln.

Hilfreich kann es zu Beginn Ihres Bewegungsprogramms auch sein, einen Schrittzähler oder Fitnesstracker zu nutzen und ein Bewegungstagebuch zu führen. Durch dieses direkte, jederzeit nachvollziehbare Feedback lassen sich einerseits Zwischenziele besser festlegen und andererseits liegen die ersten Erfolge unmittelbar schwarz auf weiß vor einem und sorgen für einen ordentlichen Schub Motivation. Auch ist es bei der nächsten Arztvorstellung einfacher für den Sportmediziner, die erreichten Fortschritte nachzuvollziehen.

Wer die tägliche Basis geschaffen und mehr Bewegung in seinen Alltag gebracht hat, ist bereit für den nächsten Schritt: die Aufnahme von Sport in den persönlichen Wochenplan. Doch was genau sollen Sie jetzt tatsächlich machen und wie sieht die richtige Dosierung aus? Eine gute Orientierung bieten hier die aktuellen WHO-Guidelines. Nach diesen sollten sich Erwachsene mindestens 150 bis 300 Minuten pro Woche moderat ausdauerbelasten – beispielsweise durch zügiges Spazieren, lockeres Radfahren oder Tanzen – oder sich alternativ 75 bis 150 Minuten intensiv körperlich betätigen. Intensiv sind Bewegungen in der Regel dann, wenn Sie dabei ins Schwitzen kommen. Das kann beim einen Laufen, Tennis spielen oder sportliches Radfahren bedeuten, beim anderen vielleicht auch weniger anstrengende Bewegung.

Je nachdem, in welcher körperlichen Verfassung Sie derzeit sind und welche Einschränkungen in Form von Erkrankungen, Verletzungen oder Gelenkverschleiß vorliegen, wird Sie Ihr Sportmediziner dahingehend beraten und entsprechende Empfehlungen aussprechen, welche Sportarten für Sie zum derzeitigen Zeitpunkt geeignet sind und worauf Sie – zumindest vorerst noch – verzichten sollten. Im Übrigen ist es unerheblich, ob Sie Ihre Bewegungsminuten auf zwei oder fünf Einheiten pro Woche verteilen – wichtig ist, dass Sie regelmäßig dranbleiben. Die Summe zählt. Gerade zu Beginn ist es empfehlenswert, eher viele kurze Einheiten als wenige lange einzuplanen. Vergessen Sie dabei aber nicht die Regeneration zwischen Ihren Trainingszeiten (siehe ab Seite 139)!

Krafttraining = Gelenkschutz

Neben der genannten Ausdauerbelastung gibt es auch eine klare Bewegungsempfehlung der WHO für Krafttraining. Das ergibt Sinn, denn bereits mit dem 30. Lebensjahr haben wir das Maximum an Muskelmasse erreicht, ab hier beginnt der Abbauprozess. So verliert ein gesunder Mensch während des normalen Alterns zwischen dem 45. und 90. Lebensjahr etwa die Hälfte seiner Muskelmasse. Die Muskelfasern werden kleiner und in Summe weniger und letzten Endes durch Fett- und Bindegewebe ersetzt. Im Verlauf des Lebens schmelzen die Muskeln also förmlich dahin, wir werden schwächer und ermüden schneller – sofern man nicht aktiv gegensteuert, ganz nach dem Motto „Use it or loose it". Ihre Skelettmuskulatur ist aber nicht nur verantwortlich für die Stabilität und alle Bewegungen, sondern auch ein entscheidender Bestandteil zahlreicher wichtiger Stoffwechselprozesse im Körper (siehe Seite 9). Damit hat der Funktionszustand der Muskulatur entscheidenden Einfluss auf Ihren gesamten Gesundheitsstatus und somit auch eine ganz elementare Bedeutung für den Schutz Ihrer Gelenke. Denn nur eine optimal gekräftigte gelenkumgebende Muskulatur lässt das Gelenk „rund" laufen und hält potenziell schädliche äußere Einflüsse – wie beispielsweise durch Dauerlaufen und Sprünge verursacht – vom sensiblen Gelenkinnenraum fern. Selbst wenn Sie bereits eine Gelenkverletzung oder Arthrose haben, stehen die Chancen sehr gut, von einem gezielten Muskelaufbautraining zu profitieren (siehe Seite 58).

Ran an die Muskeln

Falls Krafttraining für Sie Neuland ist, sollten Sie zu Beginn Unterstützung vom Profi hinzuziehen. Für Menschen ohne Probleme mit den Gelenken, reicht hierzu ein Trainer in einem qualifizierten Fitnessstudio oder ein Personaltrainer mit entsprechender Expertise. Bei bereits vorliegenden Gelenkerkrankungen oder -schädigungen sollte am Anfang ein Sporttherapeut oder ein entsprechend zertifizierter Reha-Trainer an Ihrer Seite stehen. Durch dieses Training unter Anleitung ist einerseits gewährleistet, dass die Trainingsumfänge optimal auf Sie abgestimmt sind, andererseits, dass Sie die zunächst vom Trainer demonstrierten, dann selbst ausgeführten Bewegungsübungen korrekt ausführen, um somit gerade im Sinne des Gelenkschutzes maximal davon zu profitieren. Ziel sollte sein, mindestens zweimal, besser dreimal, pro Woche zu trainieren, dabei alle großen Muskelgruppen wie Beine, Gesäß, Brust, Rücken, Bauch und Schulter – insbesondere die Schwachstellen – mit speziellen Übungen anzusprechen. Genau wie beim Ausdauertraining ist auch beim Krafttraining ein lockerer Start zu empfehlen, da sich die Muskeln, Sehnen und Gelenke erst an die neue Belastung gewöhnen müssen.

Stabilität und Balance

Stabilisationsübungen sind neben dem Muskelaufbautraining das beste Mittel für einen kräftigen Rücken und gesunde Gelenke, weshalb Sie diese unbedingt zwei- bis dreimal pro Woche für 20 bis 30 Minuten in Ihr Training integrieren sollten. Unter einem „Stabi-Training" versteht man Übungen, die die Stabilität des Körpers fördern. Diese spezielle Übungsform ist variantenreich und reicht von einfachem Balancetraining bis zum Ganzkörper-Stabi-Work-out. Hierbei stehen Halteübungen ohne Bewegung im Vordergrund, bei denen die Muskeln in einer festen Position angespannt werden (isometrische Übungen). Es gibt aber auch Stabi-Übungen mit langsam ausgeführten Bewegungen. Innerhalb dieses Repertoires finden sich sowohl geeignete Übungen zur Prävention als auch für Menschen, die bereits an Arthrose oder anderen Gelenkerkrankungen leiden. Stabi-Übungen trainieren vor allem die Körpermitte (sogenanntes Core-Training), von der alle Bewegungen ausgehen. Sie fördern die Körperspannung und verbessern Ihre Haltung, sorgen für mehr Standfestigkeit und machen die Gelenke leistungsfähiger. Außerdem stärken Sie dadurch Ihre Tiefenmuskulatur und trainieren zudem Ihre Feinmotorik sowie die Koordinations- und Gleichgewichtsfähigkeit.

Auf den nächsten Seiten finden Sie unser „Best-of" an Übungen für die verschiedenen Gelenke Ihres Körpers. Einerseits geht es dabei um das Ziel der Kräftigung und damit die Erlangung besagter Stabilität, andererseits darum, die Gelenke mobil zu machen beziehungsweise zu halten und durch gezielte Dehnübungen das gesamte Bewegungsmaß auch nutzen zu können. Durch diese Zusammenstellung erreichen Sie bei konsequentem Training (siehe Seite 138) genau die richtige Mischung aus Mobilität, Kraft, Stabilität und Elastizität, angepasst an die unterschiedlichen Beanspruchungen des jeweiligen Gelenks.

Anfälliger Alleskönner: Das Schultergelenk

Einige Besonderheiten verleihen der Schulter spezielle Fähigkeiten und machen sie im Reigen der Gelenke einzigartig.

Kein Gelenk des Menschen ist so beweglich und vielseitig wie das Schultergelenk. Der Oberarmkopf bildet zusammen mit der Pfanne des Schulterblatts ein Kugelgelenk, das einen Bewegungsradius von nahezu 360 Grad ermöglicht. Sie können den Arm nach vorn, hinten, zur Seite und nach innen anheben, außerdem nach innen und außen rotieren. Allerdings würde man dem komplexen Konstrukt der Schulter nicht gerecht werden, würde man es lediglich auf das Kugelgelenk reduzieren. Für die Gesamtfunktion der Schulter spielen neben diesem Hauptgelenk zwei weitere Gelenke eine entscheidende Rolle: das Gelenk zwischen dem äußeren Anteil des Schlüsselbeins und dem Schulterdach – das sogenannte Schultereckgelenk – sowie das Pseudogelenk zwischen Schulterblatt und Brustkorb. Hierbei handelt es sich zwar nicht um ein Gelenk im eigentlichen Sinne, aber durch die freie Beweglichkeit des Schulterblatts auf dem Brustkorb erhöht sich der Bewegungsumfang der Schulter beträchtlich und nur durch die Beteiligung des Schulterblatts können Sie Ihre Arme überhaupt erst seitlich über 90 Grad anheben.

Nicht nur die aus mehreren Gelenken bestehende funktionelle Einheit ist besonders an der Schulter, auch das Kugelgelenk selbst besitzt eine Sonderausstattung. Denn eigentlich passen die beiden Gelenkpartner anatomisch gar nicht richtig zusammen: Die relativ kleine und flache Gelenkpfanne kann den großen Oberarmkopf nicht vollständig umschließen. Zwar gibt es mit dem sogenannten Labrum noch einen kleinen knorpeligen Ring in der Pfanne, der dem Oberarmkopf in gewisser Weise eine Führungsschiene bietet, doch kann dieser das Missverhältnis zwischen Kopf und Pfanne nur teilweise kompensieren. Allerdings ist es gerade diese zunächst unlogisch klingende Bauweise, die Sie den Arm erst in sämtliche Himmelsrichtungen frei bewegen lässt. Dies ermöglicht auch eine Kapsel, die das Schultergelenk nicht besonders stramm wie beispielsweise das Hüftgelenk umschließt, sondern die eher relativ schlaff ist, sodass noch „Reservefalten" für ausladende Bewegungen bestehen. Dazu kommt, dass nicht etwa straffe Bänder wie zum Beispiel beim Kniegelenk den größten Halt bieten, sondern eine Muskelgruppe, die man als Rotatorenmanschette bezeichnet.

MUSKELMANTEL BIETET HALT: Die „Rotatorenmanschette" mit ihren vier Muskeln und deren Sehnen umfasst das Schultergelenk wie ein fester Mantel. Die wichtigste Rolle spielt dabei der sogenannte Supraspinatusmuskel, der zusammen mit dem Deltamuskel für das seitliche Anheben und Auswärtsdrehen des Arms zuständig ist. Die Rotatorenmanschette hält den Oberarmkopf zentriert in der Pfanne und stabilisiert das Schultergelenk zusammen mit den dortigen Bändern und der Gelenkkapsel.

Genialer Aufbau mit kleinen Macken

Die außergewöhnliche Konstruktion, die die Schulter zu Höchstleistungen im Sinne der Beweglichkeit befähigt, birgt leider auch einige Schwächen, durch die das Gelenk im Laufe eines Lebens kleinere oder größere Probleme verursacht. Zu den größeren gehört, dass die Schulter schneller als andere Gelenke auskugeln („luxieren") kann. Da die Stabilität der Schulter nicht primär durch „wie die Faust aufs Auge" passende Knochen gewährleistet ist und zudem auch keinen straffen Bandapparat zur Verfügung hat, kann ein Sturz auf den ausgestreckten Arm beispielsweise beim Fußballspielen, Radfahren oder Skifahren dazu führen, dass der Oberarmkopf aus der Pfanne herausrutscht. Entkoppelt sich das Gelenk so durch eine von außen einwirkende Kraft, rutscht die Oberarmkugel zumeist nach vorn unten weg. Dies ist für den Betroffenen ein sehr schmerzhaftes Ereignis, weshalb Ärzte das ausgekugelte Gelenk so schnell wie möglich wieder einrenken und in die richtige Position bringen. Oft ist es allein damit allerdings nicht getan, denn in vielen Fällen reißt bei einer solchen Luxation die Gelenkkapsel ein und ein Teil der Gelenklippe an der Pfanne ab. Da Kapsel und Lippe die Schulter führen und stabilisieren, kann diese künftig noch viel leichter ausrenken, wenn man die Defektstellen nicht wieder operativ herstellt. Eine sogenannte habituelle Schulterluxation, das heißt, ein immer wieder auftretendes Auskugeln, kann dazu führen, dass das Gelenk bei jedem weiteren Ereignis mehr Schäden davonträgt.

Schmerzbogen durch Engpass

Mit der relativen Engstelle zwischen Schulterdach und Oberarmkopf liegt ein weiterer Schwachpunkt in der Bauweise der Schulter vor. Heben Sie Ihren Arm an oder liegen Sie nachts auf Ihrer Schulter, verengt sich der ohnehin bereits schmale Gang weiter. Dadurch kann die genau dort verlaufende Supraspinatussehne sowie der darüberliegende Schleimbeutel eingeklemmt werden, was auf Dauer in einer Entzündung münden kann. In der Sprechstunde kann ich dies durch den „schmerzhaften Bogen" testen: Haben Sie Schmerzen beim Abspreizen des Arms zur Seite zwischen etwa 60 und 120 Grad, ist dies ein Zeichen für eine gereizte Engstelle. Dieses sogenannte Impingementsyndrom ist sehr häufig verantwortlich für Schulterschmerzen. Durch das entzündete Sehnen- und Schleimbeutelgewebe bildet sich in der dortigen Umgebung zunehmend Flüssigkeit, wodurch sich die Lage weiterhin zuspitzt: Der Druck nimmt zu, die mechanische Irritation steigt, die Entzündung breitet sich aus – ein wahrer Schmerz-Teufelskreis setzt ein. Und ist die ohnehin wenig komfortabel gelegene Supraspinatussehne dann noch durch Verletzungen oder Verschleiß bereits vorgeschädigt, kann sie durch das ständige Reiben und Scheuern sogar komplett reißen – dieses Krankheitsbild bezeichnen Ärzte als Rotatorenmanschettenruptur.

Wie liegt der Fall bei Arthrose, Gicht, Rheuma? Während sich Gicht nur in seltenen Fällen an den Schultern manifestiert, kann sich hier – obwohl diese nicht wie Knie und Hüften permanent unser Körpergewicht tragen müssen – durchaus auch eine Arthrose entwickeln. Außerdem müssen Ärzte bei quälenden Schulter-Arm-Schmerzen auch an eine besondere Form des akuten Rheumas denken, die sogenannte Polymyalgia rheumatica. Diese tritt zumeist nach dem 45. Lebensjahr auf und ist oft begleitet von anderen Symptomen wie Gewichtsverlust, einem allgemeinen Krankheitsgefühl und leichtem Fieber.

Kalk und Frost

Bei der Kalkschulter spielen Faktoren wie Bewegungsmangel, verminderte Durchblutung, Verschleiß und Vorverletzungen eine Rolle, sodass sich Abfallprodukte des Stoffwechsels in Form von Kalk an der Schulter bilden. Je nachdem, wo sich diese Kalkkristalle ablagern und wie groß sie sind, können sie lange Zeit völlig harmlos sein und keinerlei Beschwerden verursachen. Wenn sich jedoch kleine Kristalle aus dem Depot lösen oder der Kalk gar in den über der Sehne gelegenen Schleimbeutel einbricht, sind starke Schmerzen wie aus dem Nichts die Folge, die eine Bewegung der Schulter kaum mehr zulassen. Glücklicherweise heilt diese kalkbedingte Entzündung aber auch mit entsprechenden Maßnahmen wie beispielsweise einer Stoßwellentherapie wieder aus. Von der sogenannten Frozen Shoulder, einer Schultersteife, sind zumeist Frauen um die 50 betroffen: Die Kapsel schrumpft und verdickt sich, wodurch die Schulter immer steifer und unbeweglicher wird. Im Verlauf können die Falten der Gelenkkapsel auch verkleben und sich entzünden, was häufig zusätzlich zu der Bewegungseinschränkung noch heftige Schmerzen hervorruft. Oft verschwindet die Frozen Shoulder nach ein bis zwei Jahren wieder.

Gezielte Kräftigung

Mehr noch als bei anderen Gelenken können Sie Probleme und Beschwerden an der Schulter verhindern, indem Sie Ihre Muskeln gezielt trainieren. Das ist vor allem dann besonders wichtig, wenn Sie die meiste Zeit im Alltag und Berufsleben sitzend und nach vorn gebeugt am PC verbringen. Durch diese einseitige Haltung werden einige Muskeln überlastet, andere verkümmern dagegen im Laufe der Zeit wegen Nichtgebrauch. Aus diesem funktionellen Ungleichgewicht – oder wie Mediziner sagen „muskulärer Dysbalance“ – zwischen den vorderen und hinteren Muskeln kann sich eine manifeste Schultererkrankung entwickeln! Wichtig ist deshalb auch beim Training ein besonderes Augenmerk auf die zumeist schwächeren hinteren Muskeln zu legen. Achten Sie darauf, Ihre Schultern immer wieder aktiv nach hinten und unten zu führen, um somit für Platz unter Ihrem Schulterdach zu sorgen. Mit den folgenden Übungen halten Sie Ihre Schultern mobil und verleihen ihnen die nötige Stabilität.

ÜBUNGEN FÜR DIE

SCHULTER

Streckung mit Hilfsmittel

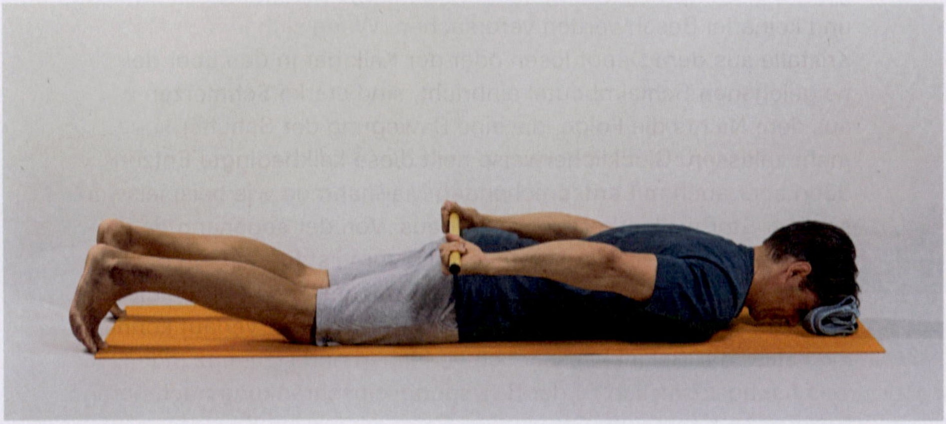

1 Legen Sie sich flach auf den Bauch, stellen Sie die Füße auf die Zehen und legen Sie Ihren Kopf auf einem Handtuch ab. Greifen Sie mit gerade nach hinten gestreckten Armen und nach oben gedrehten Handgelenken einen Stab oder ein zweites Handtuch.

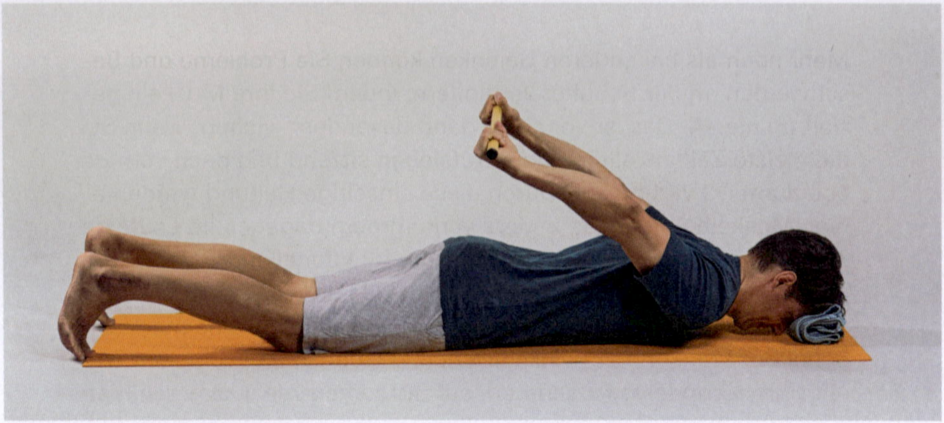

2 Während die Ellbogengelenke gestreckt bleiben, heben Sie den Stab beziehungsweise das Handtuch von unten bis zu dem Punkt nach oben, an dem Sie eine Spannung in den Schultervorderseiten spüren. Legen Sie die Arme langsam wieder ab.

Aktive Außenrotation

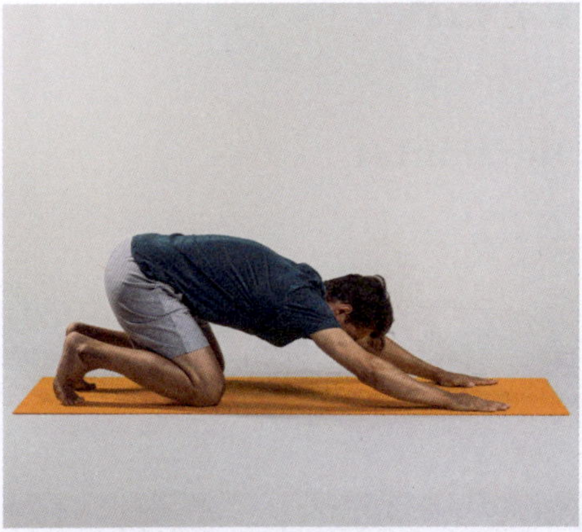

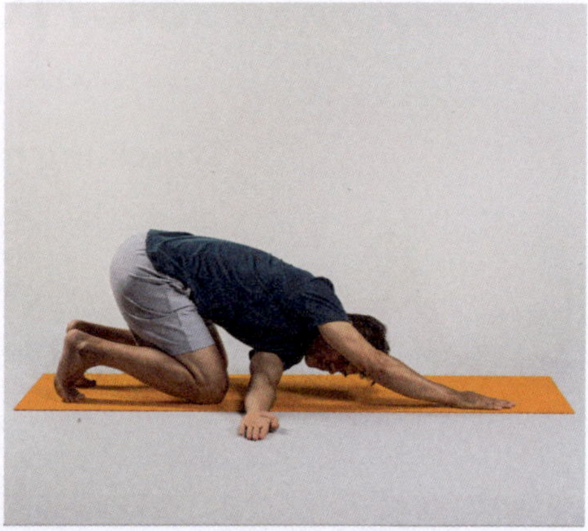

1 Begeben Sie sich in den Vierfüßlerstand, stellen Sie Ihre Füße auf. Strecken Sie die Arme nach vorn, während Sie das Gesäß Richtung Knie absenken. Achten Sie darauf, dass der Rücken gerade bleibt.

2 Greifen Sie nun mit einer Hand so weit unter dem Oberkörper hindurch, dass der Ellbogen den Boden berührt.

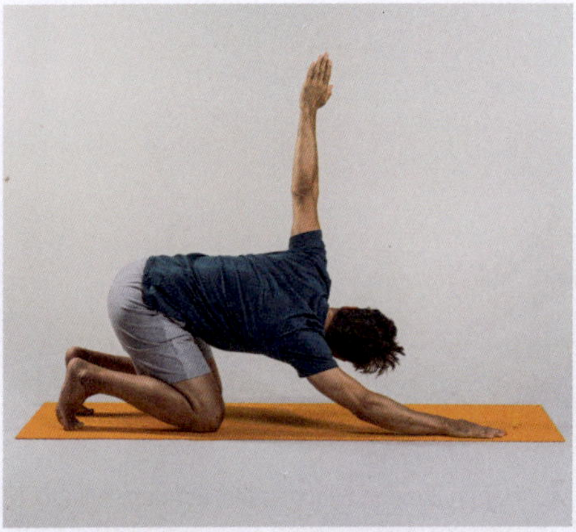

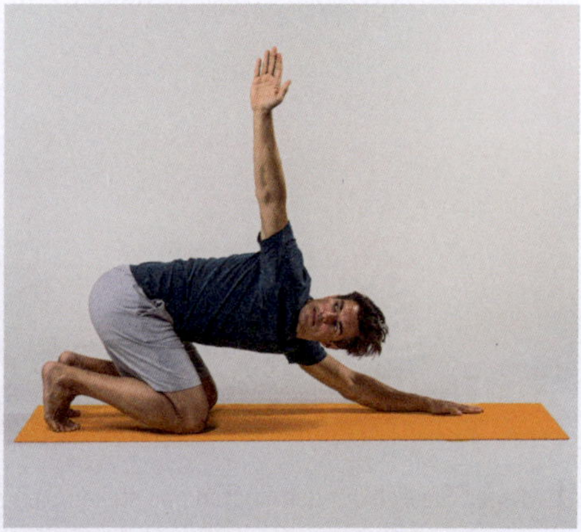

3 Ziehen Sie ihn im Anschluss wieder zurück und strecken Sie ihn zur anderen Seite nach oben durch. Blicken Sie der Hand des aktiven Arms stets hinterher.

4 Achten Sie darauf, dass der passive Arm die ganze Zeit gestreckt am Boden bleibt und Ihr Gesäß in tiefer Position verharrt.

Aktive Innenrotation

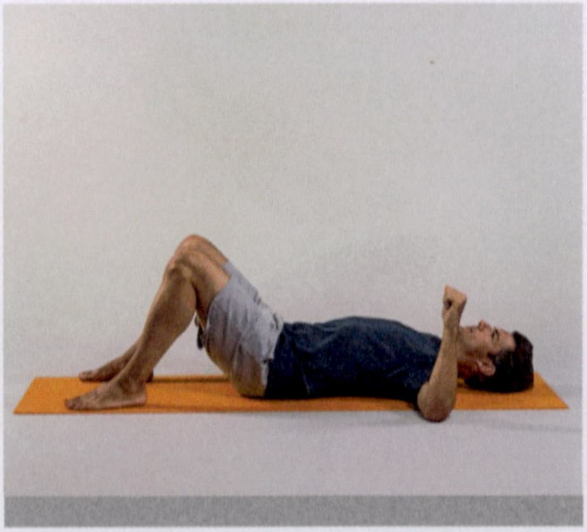

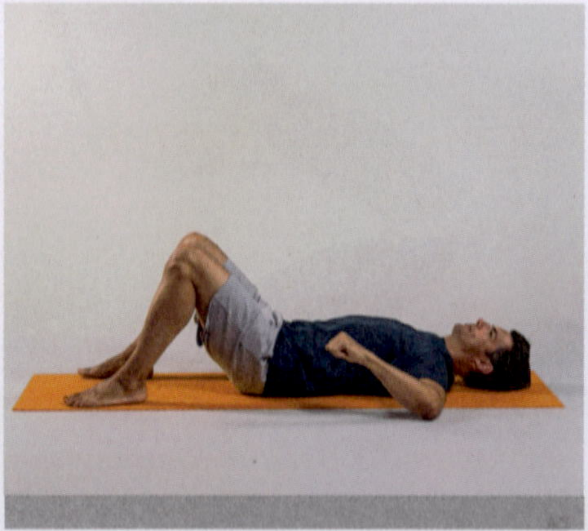

1 Legen Sie sich auf den Rücken und stellen Sie die Füße auf. Winkeln Sie sowohl das Schulter- als auch das Ellbogengelenk um 90 Grad an. Schließen Sie die Hand zur Faust.

2 Nun bewegen Sie die Hand Richtung Boden, bis Sie eine Spannung in der äußeren Schulter spüren, aber ohne, dass sich die Winkel in Schulter- oder Ellbogengelenk verändern.

Außenrotation mit Stab

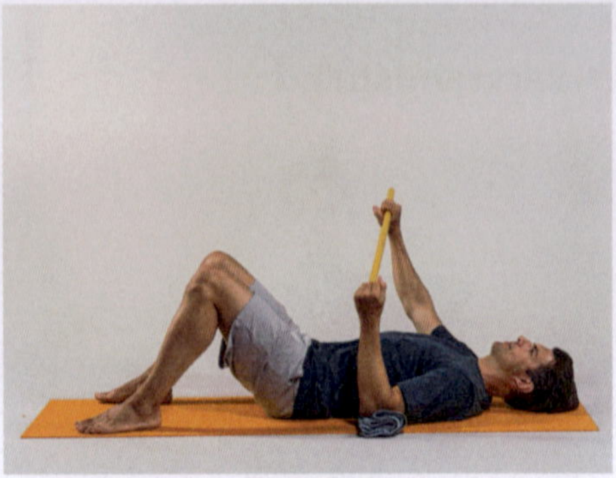

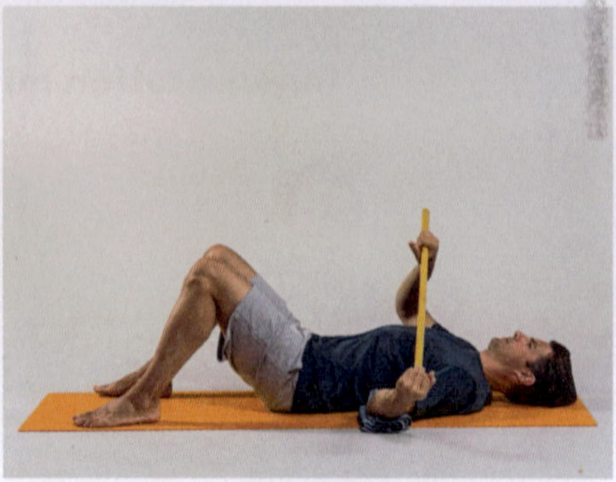

1 Legen Sie sich auf den Rücken und stellen Sie Ihre Füße auf. Nehmen Sie einen Stab in beide Hände, eine Hand schließt sich dabei um ein Ende des Stabes. Legen Sie einen Ellbogen auf ein Handtuch, dabei bleibt der Oberarm parallel zum Oberkörper. Winkeln Sie den Ellbogen um 90 Grad nach oben.

2 Halten Sie den Ellbogen fest auf dem Handtuch, während die freie Hand den Stab und damit die aktive Hand nach außen Richtung Boden drückt. Drücken Sie die Hand so weit nach außen/unten, bis Sie eine Spannung in der Schulterrückseite spüren. Halten Sie diese Position für ein paar Sekunden, bevor Sie die Bewegung wiederholen.

Überzüge mit Widerstandsband

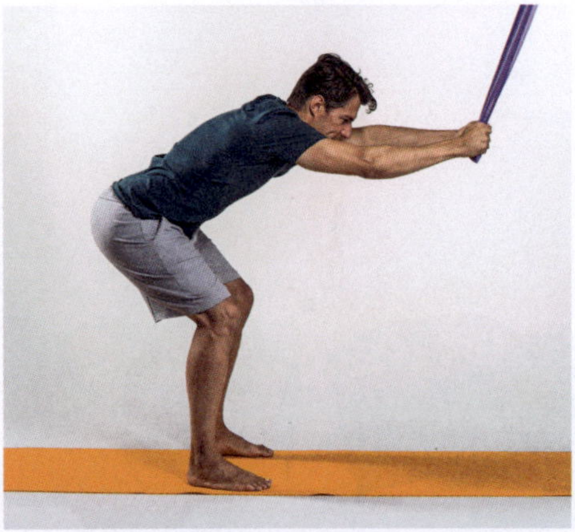

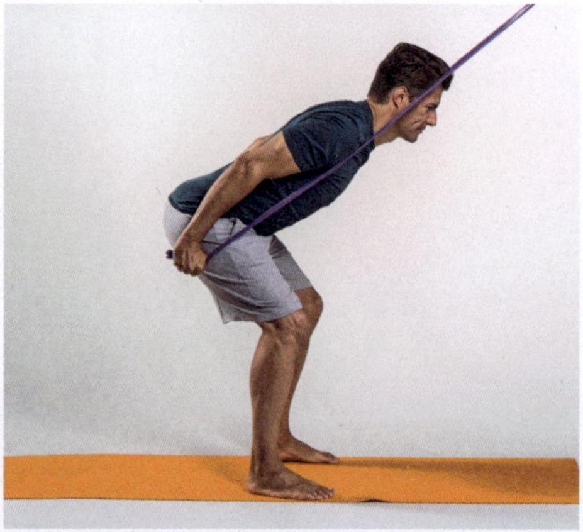

1 Stellen Sie sich hüftbreit vor ein Widerstandsband, das über Ihnen befestigt ist. Greifen Sie mit beiden Händen das Band, sodass die Daumen nach oben zeigen. Lehnen Sie sich mit leicht gebeugten Knien und geradem Oberkörper so weit nach vorn, bis Sie eine Spannung in der Oberschenkelrückseite spüren. Ihre Arme werden etwa auf Höhe Ihres Kopfs gezogen.

2 Drücken Sie die Schulterblätter zusammen und ziehen die Schultern nach unten („von den Ohren weg"). Ziehen Sie nun das Band mit gestreckten Armen nach unten, bevor Sie es wieder langsam und kontrolliert nach oben führen. Achten Sie darauf, dass Sie die Schultern während der gesamten Bewegungsausführung in Position halten.

Innenrotation mit Widerstandsband

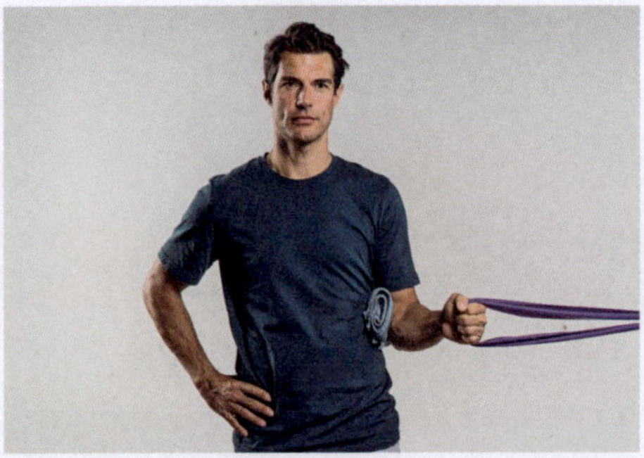

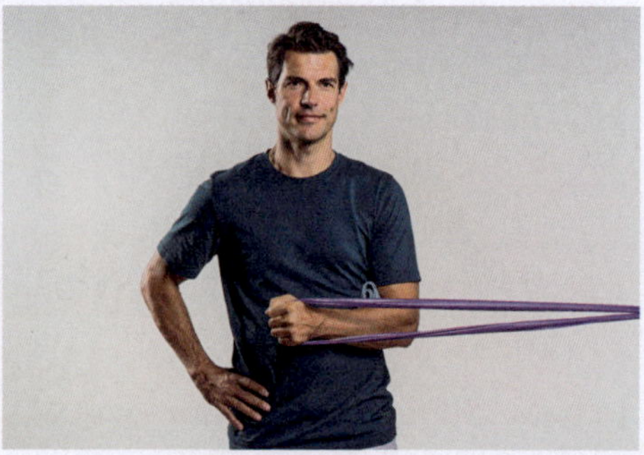

1 Stellen Sie sich aufrecht hin und beugen Sie Ihren Ellbogen um 90 Grad an. Klemmen Sie ein Handtuch zwischen Oberarm und Oberkörper ein und greifen Sie ein seitlich angebrachtes Widerstandsband. Die andere Hand stellen Sie in die Hüfte.

2 Bewegen Sie das Band nun so weit wie möglich wiederholt von außen nach innen vor Ihren Oberkörper, ohne dass sich das Handtuch löst. Achten Sie dabei darauf, dass das Handgelenk nicht abknickt.

Außenrotation mit Stab

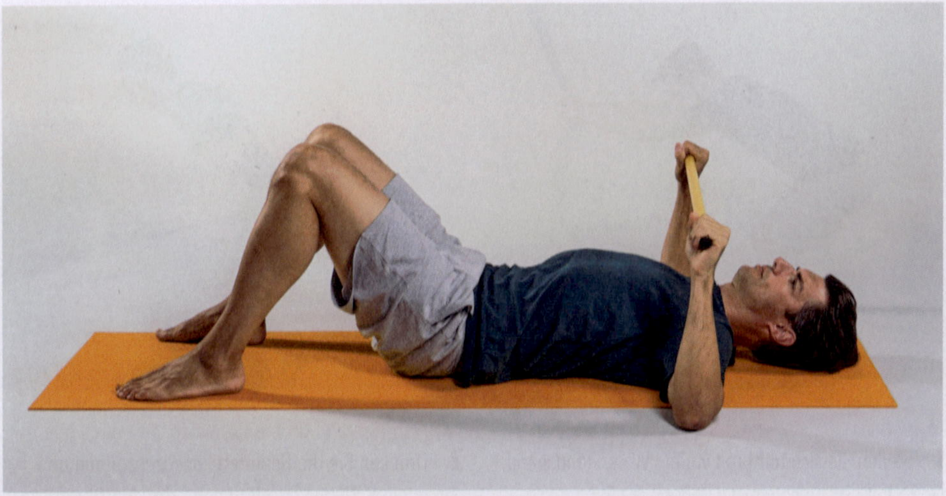

1 Legen Sie sich auf den Rücken und stellen Sie Ihre Füße ab. Drücken Sie Ihren unteren Rücken leicht in den Boden. Nehmen Sie einen Stab in beide Hände und winkeln Sie die Schulter- und Ellbogengelenke um 90 Grad an.

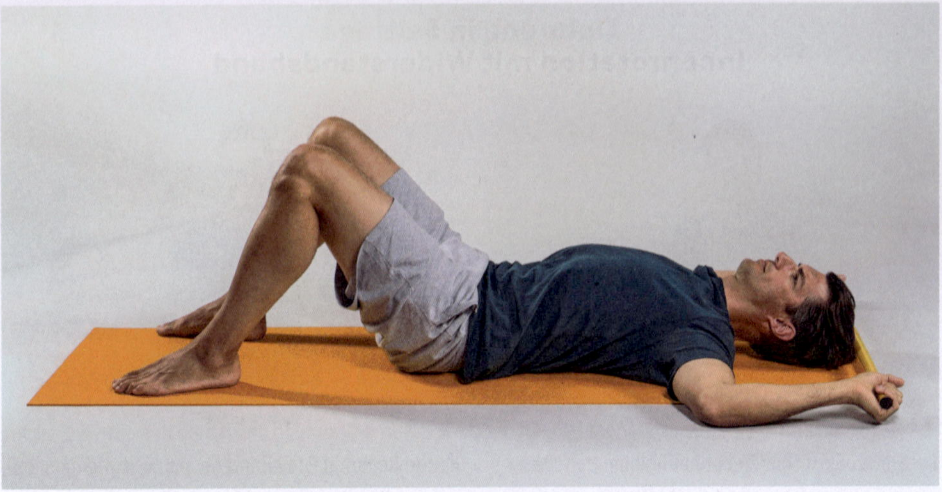

2 Bewegen Sie den Stab nun wiederholt so weit über den Kopf Richtung Boden, bis Sie eine Spannung in den Schultergelenken spüren. Achten Sie darauf, dass Ihr unterer Rücken ständig Kontakt zum Boden hat und atmen Sie kontrolliert durch die Nase.

Wandgleiten

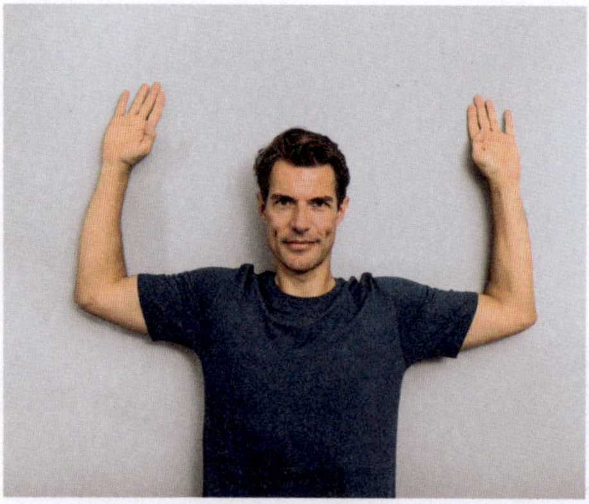

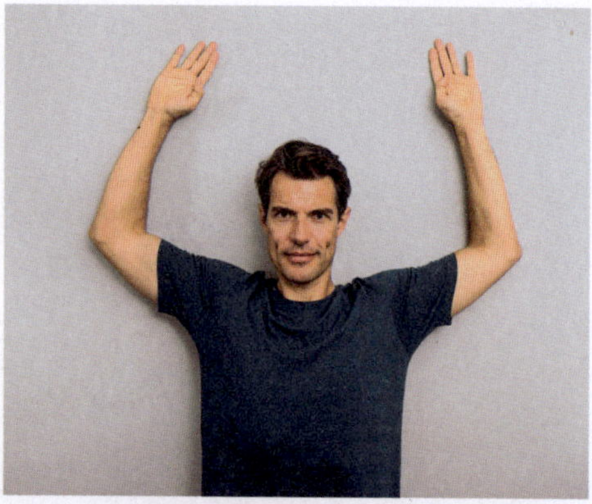

1 Stellen Sie sich mit dem Rücken an die Wand und gehen Sie leicht in die Knie. Winkeln Sie die Schulter- und Ellbogengelenke um 90 Grad an und halten Sie mit dem Gesäß, dem unteren Rücken, den Schulterblättern, dem Kopf, den Ellbogengelenken und den Handrücken Kontakt zur Wand.

2 Führen Sie nun die Hände so weit nach oben, wie Sie die Schultern gerade noch unten halten können, bevor Sie sie wieder nach unten bewegen. Achten Sie während der gesamten Bewegungsausführung darauf, dass Sie stets langsam und kontrolliert arbeiten, sowie alle Kontaktpunkte zur Wand halten.

Dehnung in Seitlage

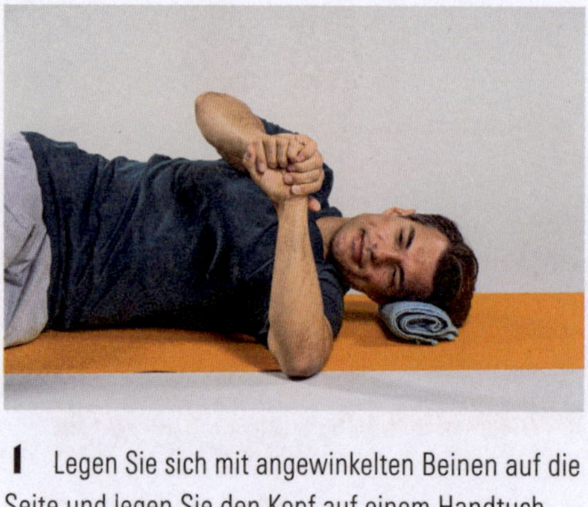

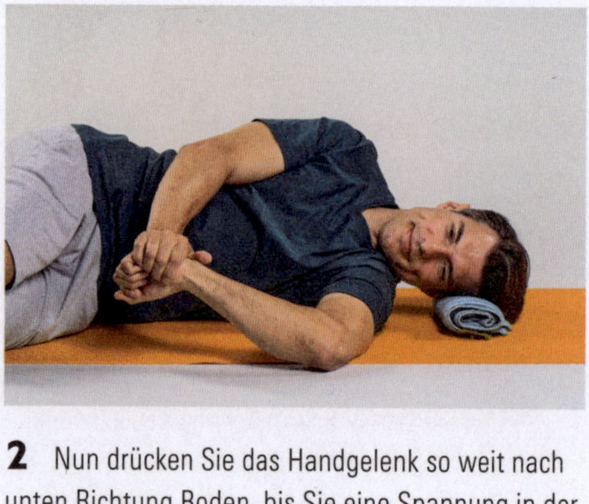

1 Legen Sie sich mit angewinkelten Beinen auf die Seite und legen Sie den Kopf auf einem Handtuch oder einer anderen Erhöhung ab. Winkeln Sie das untere Schulter- und Ellbogengelenk um 90 Grad an und drehen Sie das Handgelenk von sich weg. Fassen Sie mit der freien Hand seitlich an die Hand.

2 Nun drücken Sie das Handgelenk so weit nach unten Richtung Boden, bis Sie eine Spannung in der oberen Schulter spüren. Achten Sie darauf, das Handgelenk nicht zu knicken. Halten Sie diese Position für einige langsame Atemzüge.

Brustdehnung in Außenrotation

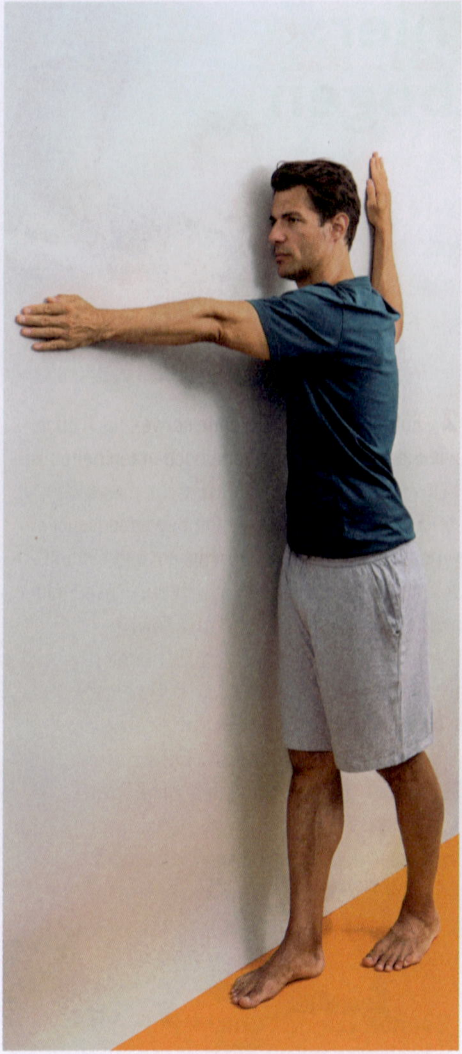

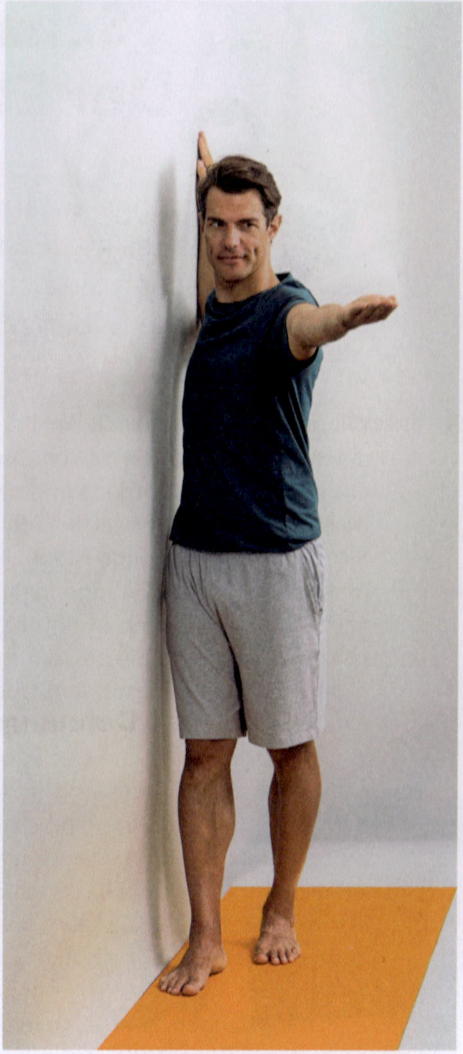

1 Stellen Sie sich in Schrittstellung seitlich neben eine Wand. Das wandnahe Bein steht vorn. Winkeln Sie das Schulter- und Ellbogengelenk des hinteren Arms um 90 Grad an, der vordere Arm ist lang gestreckt. Legen Sie die Innenseite beider Arme an die Wand und verlagern Sie Ihr Gewicht nach vorn, bis Sie eine Spannung in der Brust spüren.

2 Drehen Sie nun den ausgestreckten Arm wiederholt seitlich vom Körper weg, wobei die flache Hand nach oben zeigt. Ihr Blick bleibt ständig zu Ihrer Hand gerichtet. Achten Sie darauf, dass Sie Ihre Schultern während der gesamten Bewegungsausführung unten halten.

Mehr als ein Scharnier: Der Ellbogen

Solange es läuft wie geschmiert, ist alles gut. Erst wenn es mal hakt, wünschen Sie sich so schnell wie möglich eine reibungslose Funktion zurück.

Wann haben Sie sich zuletzt Gedanken über Ihren Ellbogen gemacht? Im Vergleich mit Schultern, Knien und Hüften drängt er sich nur selten in den Vordergrund und führt ein eher stiefmütterliches Dasein. Damit tut man ihm jedoch Unrecht, denn viele Dinge, die Sie tagtäglich unzählige Male wiederholen, sind nur mithilfe eines funktionstüchtigen Ellbogengelenks möglich. Deshalb lohnt ein genauer Blick auf diesen Multifunktionalisten, dessen Aufbau recht speziell ist: Anders als bei den meisten Gelenken sind am Ellbogen nicht zwei, sondern mit dem Oberarmknochen, der Elle und Speiche gleich drei Knochen beteiligt. Diese drei Knochen bilden untereinander drei Teilgelenke, die den Ellbogen so flexibel machen. Das Scharniergelenk zwischen Oberarmknochen und dem sich darin einfügenden Anteil der Elle ermöglicht die Basisfunktion des Ellbogens: das Beugen und Strecken. Das Gelenk zwischen Oberarm und Speiche ist zwar ein Kugelgelenk, durch das feste Bindegewebe zwischen Elle und Speiche aber nur sehr wenig beweglich. Und schließlich erlaubt ein Radgelenk zwischen Elle und Speiche, dass Sie Ihren Unterarm auch noch drehen können.

Drei Knochen, drei Teilgelenke, Bänder, die das Gelenk in Position halten und schließlich die gemeinsame Gelenkkapsel bilden eine funktionelle Einheit am Ellbogen. Diese ermöglicht es Ihnen, das Gelenk bis zu 10 Grad zu strecken, bis zu 150 Grad zu beugen und die Hand um 180 Grad zu drehen. Wenn Sie aufrecht stehen und Ihre Handinnenflächen dabei nach vorn zeigen, liegen die beiden Unterarmknochen parallel zueinander, die Elle innen und die Speiche außen. Man nennt das Supinationsstellung. Drehen Sie die Hand nach innen, dreht sich die Speiche als kürzerer der beiden Knochen um die Elle und kreuzt diese, hier spricht man von der Pronationsstellung. Damit diese Bewegungen überhaupt möglich sind, bedarf es entsprechender Muskeln. Am Ellbogen gibt es verschiedene Muskelgruppen: die Beuger, die Strecker, die Auswärtsdreher (Supinatoren) und die Einwärtsdreher (Pronatoren). Den größten Anteil an Bewegungen des Ellbogens haben die Oberarmmuskeln, während die Muskeln des Unterarms eher eine untergeordnete Rolle spielen. Stärkster Beuger ist der Bizepsmuskel, stärkster Strecker der kräftige Trizepsmuskel auf der Oberarmrückseite.

Vom Tennis- zum Mausarm

Das System „Ellbogen" funktioniert normalerweise auch langfristig ohne größere Störungen. Da der Ellbogen in der Regel im Laufe des Lebens weniger stark als beispielsweise Hüften und Knie unter Belastung steht, kommt eine Arthrose nur selten vor. Wenn das doch passiert, dann zumeist als Folge von Verletzungen durch Stürze oder andere Unfälle. Beschwerden am Ellbogen sind zumeist nicht durch das Gelenk selbst bedingt. Da hier die Sehnen der Muskeln ansetzen, die an den sich häufig wiederholenden Hand- und Fingerbewegungen beteiligt sind, kommt es oft zu Überlastungen, die heftige Schmerzen verursachen können. Dies betrifft vor allem die am äußeren Ellbogen sitzenden Sehnen, die das Handgelenk und die Finger strecken. Eine dort lokalisierte Sehnenentzündung oder „Ansatztendinose", wie Mediziner sagen, heißt umgangssprachlich „Tennisarm". Wie der Name es vermuten lässt, kann eine solche Reizung zwar durch eine unsaubere Technik beim Tennisspielen verursacht werden, häufigere Auslöser heutzutage sind jedoch Über- oder Fehlbelastungen durch Garten- oder Handwerksarbeiten, ein falsches Fitnesstraining oder in den allermeisten Fällen dauerhafte PC-Tätigkeit. Deshalb ist der Tennisarm heute auch eher ein „Mausarm".

Ein Tennis- oder Mausarm entsteht nicht durch ein akutes Ereignis, sondern eher schleichend. Das Problem sind also nicht starke Kräfte, die hier einwirken, sondern vielmehr die permanente Wiederholung der gleichen Bewegung, denn das mögen Sehnen überhaupt nicht gerne. Während sich Muskeln relativ schnell an neue Belastungen anpassen, ist Sehnengewebe eher träge und benötigt dafür wesentlich länger. Durch einseitige oder ungewohnte Belastung entsteht am äußeren Ellbogenvorsprung eine Dauerspannung, woraus sich schließlich eine Entzündung entwickelt. Wer dies schon mal mitgemacht hat, der weiß, dass eine solche Entzündung sehr langwierig sein kann. Während es anfangs nur bei Anspannung schmerzt, können Sie später auch von Ruheschmerz gepeinigt werden. Dann tut bereits ein kräftiger Händedruck weh. Da die Symptome zumeist eindeutig sind, können Ärzte einen Tennisarm häufig sehr schnell diagnostizieren. Dennoch halten die Beschwerden oft über Monate an. In den allermeisten Fällen führen aber konservative Maßnahmen zur Beschwerdefreiheit und eine Operation ist nicht erforderlich. Mögliche konservative Behandlungsverfahren sind Infiltrationen mit entzündungshemmenden Präparaten, Stoßwellentherapie und konsequent durchgeführte spezielle Übungen, die Ihnen ein Physiotherapeut zeigen kann.

Übrigens: Beim sogenannten Golferellbogen liegt das gleiche Problem vor wie beim Tennisarm, jedoch am inneren Ellbogen lokalisiert. Hier sind die Sehnen der Muskeln überlastet und entzündet, die für die Beugung von Händen und Fingern zuständig sind. Auch hierbei ist am wichtigsten: Überanstrengungen, Fehlbelastungen und monotone Armbewegungen vermeiden! Mit dem „Cozen-Test" kann Ihr Arzt feststellen, ob Ihre Beschwerden wirklich auf einen Tennis- beziehungsweise Mausarm zurückzuführen sind:

HABEN SIE EINEN MAUSARM? Halten Sie den betroffenen Arm gestreckt und mit dem Handrücken nach oben. Nun bilden Sie eine Faust und Ihr Arzt stabilisiert mit der einen Hand Ihren Oberarm und legt seine andere Hand auf Ihre Faust. Jetzt versuchen Sie, Ihr Handgelenk gegen den Druck des Untersuchers kräftig nach oben zu drücken. Wenn Sie dabei den bekannten Schmerz am seitlichen Ellbogen verspüren, ist der Test positiv und Sie leiden an einem Tennisarm.

Der Ellbogen des Studenten

Ein weiteres Beschwerdebild am Ellbogen, das eher durch Überlastung als durch einen Unfall entsteht, ist die Schleimbeutelentzündung. Den Schleimbeutel an der knöchernen Spitze des Ellbogens muss man sich wie ein kleines Polster oder einen Airbag vorstellen, der den Bewegungsablauf des Gelenks erleichtert. Da die Entzündung des Schleimbeutels unter anderem durch wiederholtes Aufstützen des Ellbogens auf einem Tisch verursacht werden kann, nennt man sie im Englischen auch „student´s elbow". Dieser kann völlig harmlos sein und schon nach wenigen Tagen wieder abklingen. Die Entzündung kann aber auch chronisch werden und den Ellbogen tennisballgroß anschwellen lassen.

Gicht und Rheuma

Auch Erkrankungen wie Gicht oder Rheuma können Entzündungen und Schmerzen am Ellbogen hervorrufen. Die rheumatoide Arthritis (siehe Seite 38) ist eine chronisch-entzündliche Systemerkrankung, die mehrere Gelenke gleichzeitig und typischerweise symmetrisch befällt. Meistens beginnt sie an den kleinen Gelenken der Finger und Zehen, begleitet von unspezifischen Symptomen wie Müdigkeit, Abgeschlagenheit und Fieber. Bei etwa 50 Prozent der Patienten mit rheumatoider Arthritis sind auch die Ellbogengelenke mitbetroffen. Diese sind rot, warm und angeschwollen. Genau diese Symptome am Gelenk können auch durch eine Gicht verursacht werden, wodurch sich beide Krankheitsbilder sowohl in der akuten als auch in der chronischen Phase ähneln. Zwar sind die Schmerzen bei einem akuten Gichtanfall (siehe Seite 34) in der Regel stärker und kommen seltener am Ellbogen vor als bei der rheumatoiden Arthritis, um den genauen Auslöser der schmerzhaften Entzündung jedoch ausfindig zu machen, sollten Sie sich unbedingt an Ihren Arzt wenden. Dieser untersucht das betroffene Gelenk und schaut es sich im Ultraschall an, nimmt Ihnen Blut ab und verordnet gegebenenfalls eine Röntgen- oder MRT-Aufnahme. Dadurch wissen Sie ganz genau, was für die Beschwerden an Ihrem Ellbogen verantwortlich ist, und Ihr Arzt kann diese gezielt behandeln. Zur Therapie gehört im entzündungsfreien Intervall auch ein gezieltes Kräftigungstraining Ihrer Muskeln des Unter- und Oberarms. Getreu dem Motto „Prävention ist besser als Behandlung" ist eine Kräftigungstherapie natürlich auch vorsorglich sinnvoll. Mithilfe der folgenden Übungen halten Sie Ihren Ellbogen beweglich und stark.

ÜBUNGEN FÜR DEN

ELLBOGEN

Aktive Streckung im Vierfüßlerstand

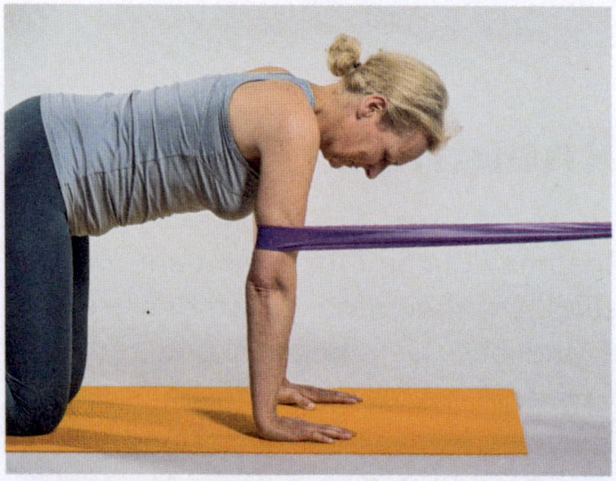

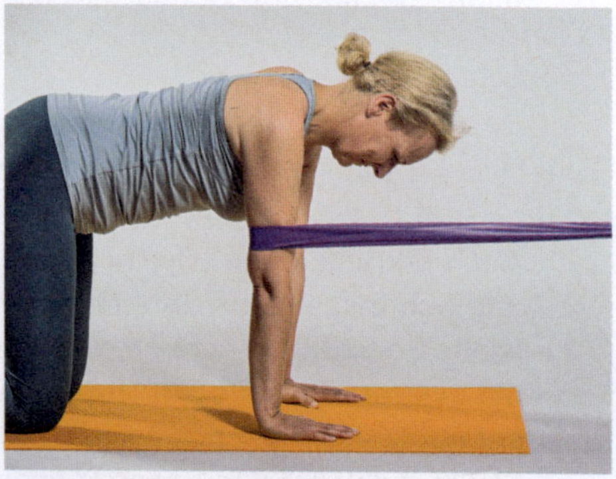

1 Begeben Sie sich in den Vierfüßlerstand. Steigen Sie mit einem Arm oberhalb des Ellbogengelenks in ein Widerstandsband und setzen Ihre Hände so auf dem Boden ab, dass die Daumen nach innen zeigen.

2 Nun rotieren Sie mit dem gestreckten Arm nach außen, wobei die Ellbogenbeuge stets nach vorn zeigt. Halten Sie diese Position für ein paar Sekunden, bevor Sie die Bewegung wiederholen.

Passive Beugung in Rückenlage

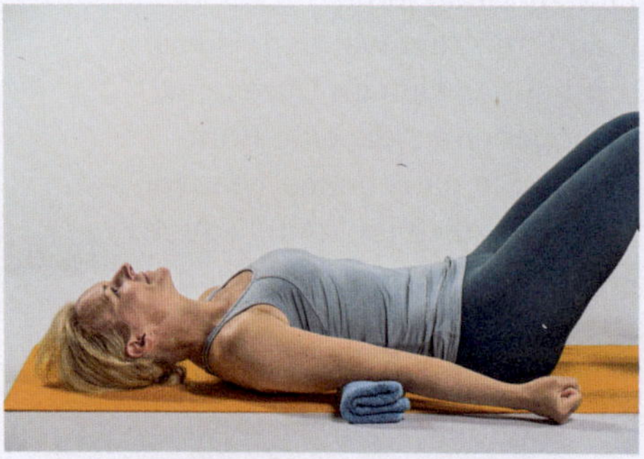

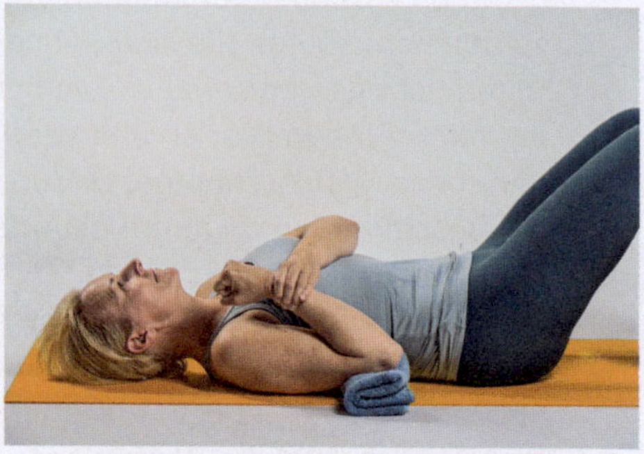

1 Legen Sie sich mit angewinkelten Beinen auf den Rücken, strecken Sie Ihren Arm aus und legen Sie Ihren Ellbogen seitlich auf einem Handtuch ab. Die Hand ist dabei locker zur Faust geballt.

2 Greifen Sie mit der freien Hand das Handgelenk des abgelegten Arms und ziehen Sie ihn so weit wie möglich in die Beugung. Halten Sie diese Position für einige Sekunden.

Trizepsdrücken mit Widerstandsband

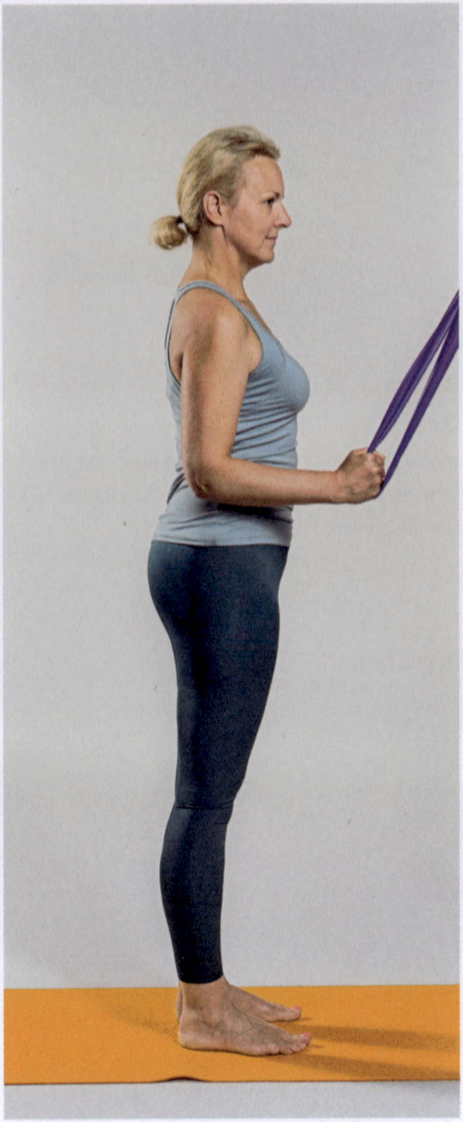

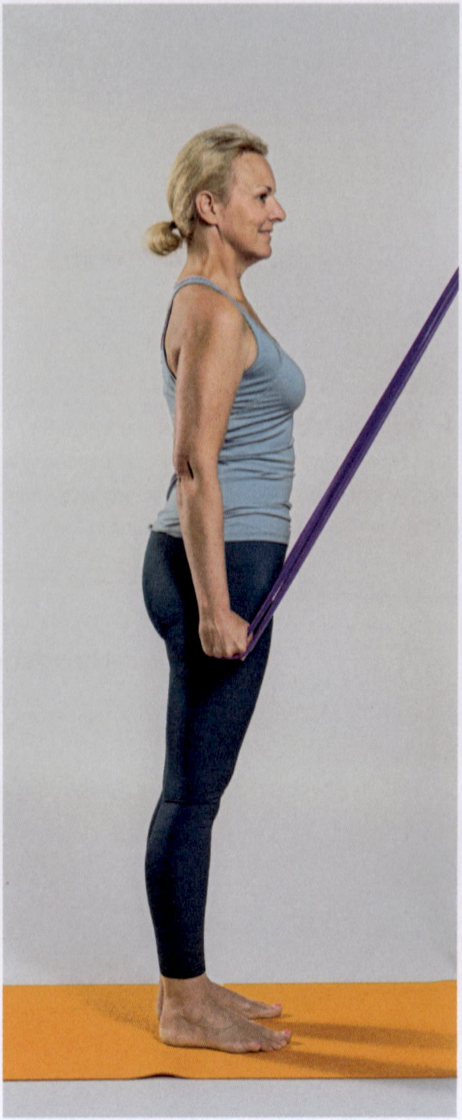

1 Stellen Sie sich vor ein Widerstandsband, das über Ihnen befestigt ist. Greifen Sie mit gebeugtem Ellbogen (im 90-Grad-Winkel) das Band, wobei der Daumen nach oben zeigt.

2 Strecken Sie nun den Ellbogen vollständig durch, bevor Sie den Arm wieder langsam und kontrolliert beugen. Achten Sie darauf, dass Sie den Arm dann nur bis zu einem rechten Winkel des Ellbogengelenks beugen.

Rotation des Unterarms

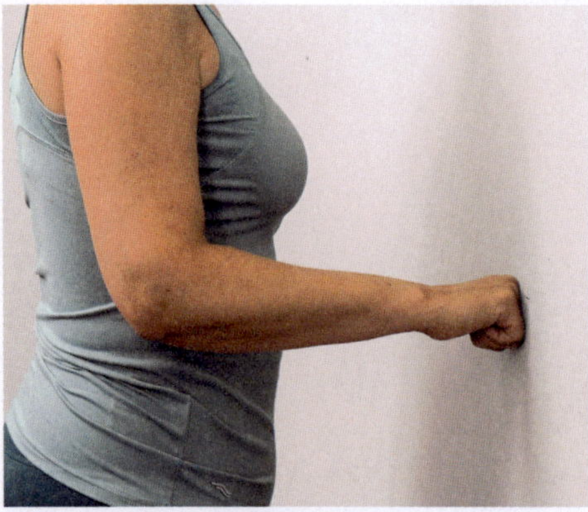

1 Stellen Sie sich vor eine Wand und halten Sie Ihren Ellbogen in 90-Grad-Stellung. Schließen Sie die Hand zu einer Faust und setzen Sie diese nach unten gedreht mit leichtem Druck an die Wand.

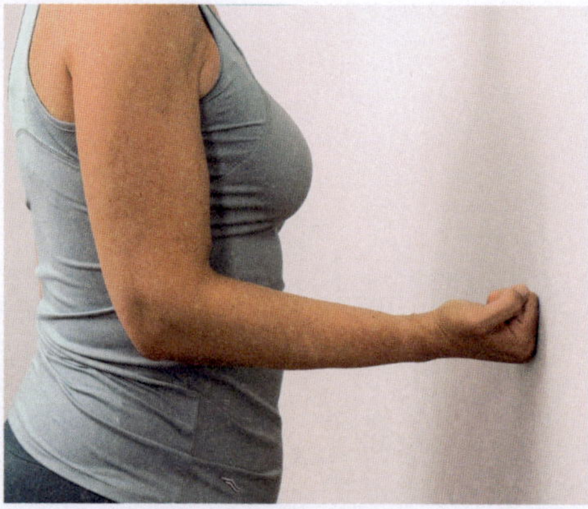

2 Nun drehen Sie die Faust wiederholt über eine Außendrehung maximal nach oben, ohne dass dabei der Ellbogen den Kontakt zu Ihrem Oberkörper verliert.

Handtuchgreifen

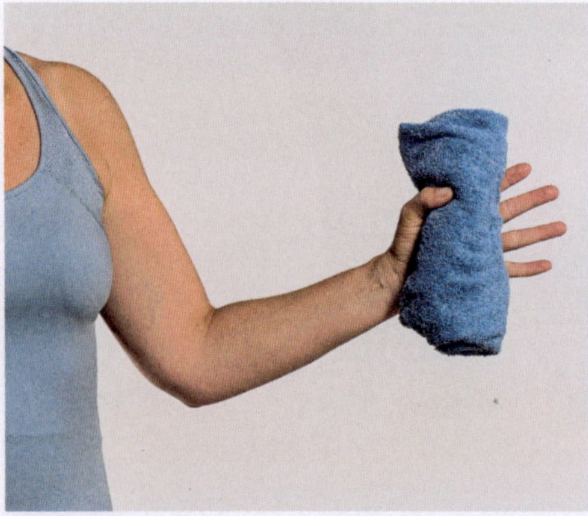

1 Stellen Sie sich aufrecht hin und halten Sie den Arm seitlich vom Körper. Greifen Sie um ein kleines, gerolltes Handtuch und achten Sie darauf, dass der Zeigefinger auf Höhe des Daumen ist.

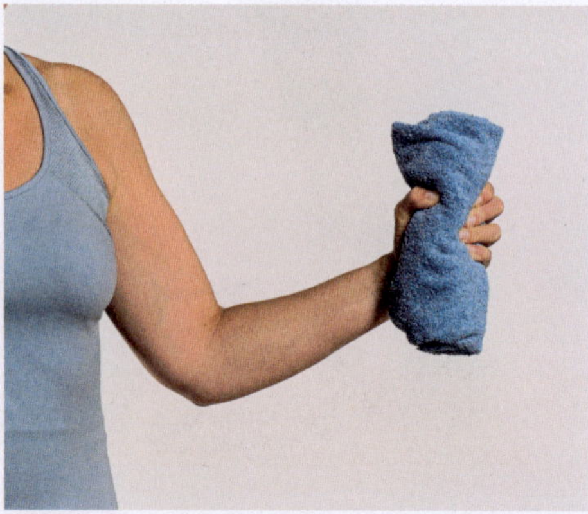

2 Umgreifen Sie nun das Handtuch und drücken Sie es so fest wie möglich zusammen. Halten Sie den Druck mehrere Sekunden aufrecht, bevor Sie ihn wieder lockern und von vorn beginnen.

Bizepscurls mit Widerstandsband

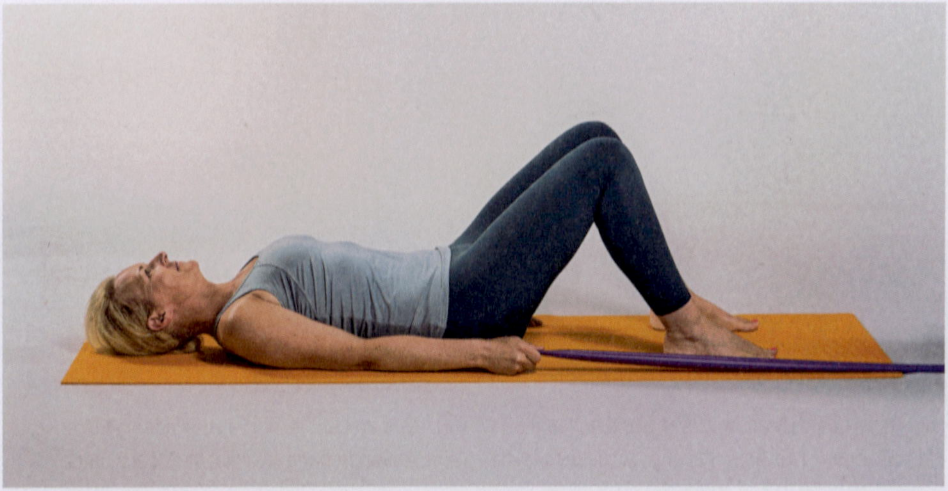

1 Legen Sie sich mit angewinkelten Beinen auf den Rücken. Greifen Sie mit der Hand ein Widerstandsband, das vor Ihren Füßen befestigt ist, wobei der Ellbogen gestreckt ist und der Daumen nach oben zeigt.

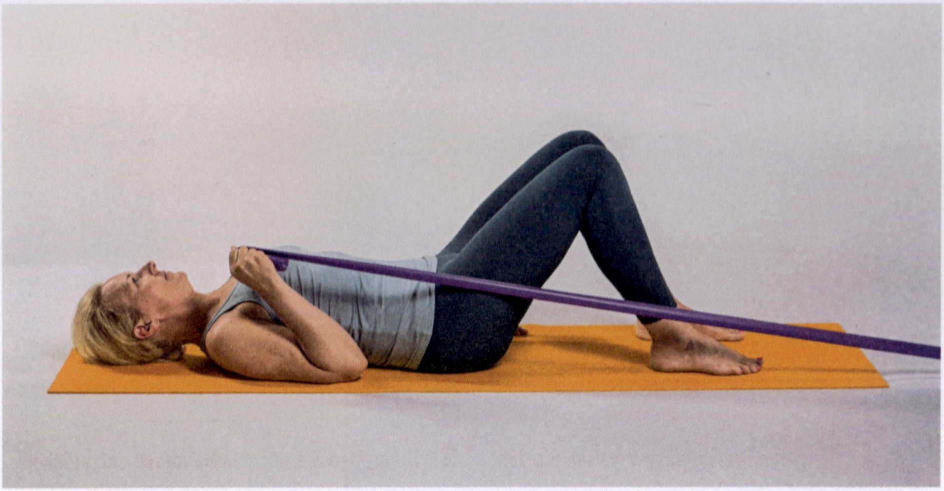

2 Beugen Sie nun den Ellbogen vollständig an, bevor Sie den Arm wieder langsam und kontrolliert strecken. Achten Sie dabei darauf, dass Ihr Handgelenk gerade bleibt.

Passive Streckung mit Stab

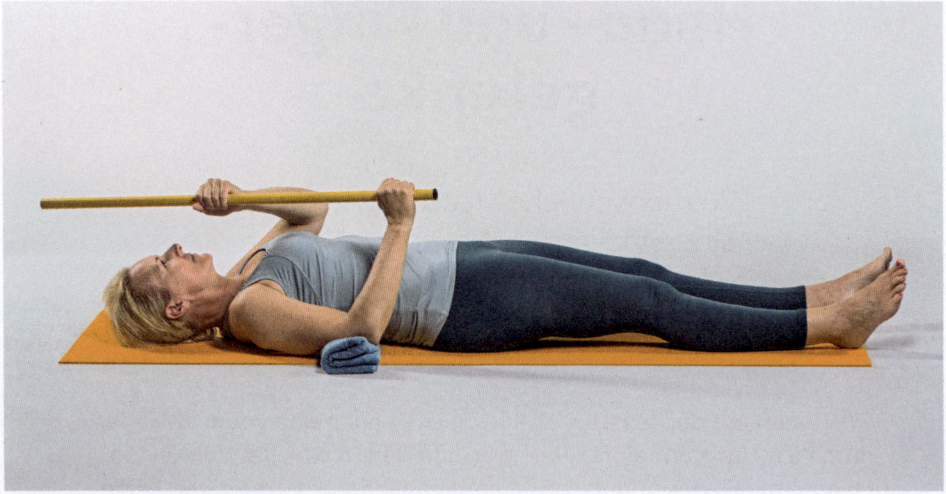

1 Legen Sie sich flach auf den Rücken und lagern Sie Ihren Ellbogen auf ein Handtuch. Umgreifen Sie mit beiden Händen einen Stab, wobei die Hand des gelagerten Arms das Ende des Stabs hält.

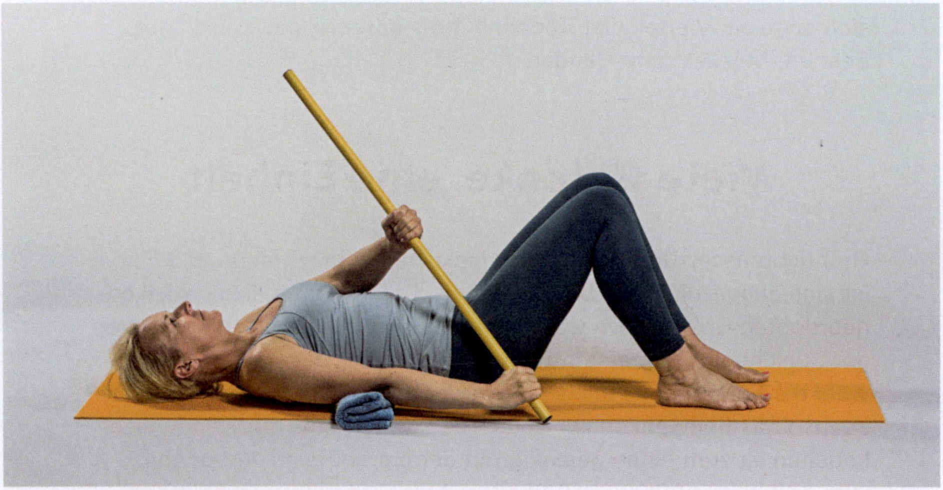

2 Nun drücken Sie den Arm mithilfe des Stabs mit der freien Hand in die Streckung, bis Sie eine Spannung in der Oberarmvorderseite spüren.

Filigrane Greifer: Hand- und Fingergelenke

Die menschliche Hand und die Finger sind einzigartig: Ihre spezielle Konstruktion ermöglicht sowohl komplexe als auch äußerst filigrane Bewegungen.

Ob Tippen auf der Tastatur, Klavier spielen oder einen dünnen Faden durch ein Nadelöhr einfädeln – was das Gehirn einleitet, führen die Hände und Finger mittels ihrer herausragenden koordinativen Fähigkeiten aus. Diese hochkomplexe Meisterleistung ist nur durch das feine Zusammenspiel zahlreicher Knochen und Gelenke möglich. Und das sind eine ganze Menge: fünf Endgelenke, vier Mittelgelenke, fünf Grundgelenke, fünf Mittelhandknochen, acht Handwurzelknochen und ein Daumensattelgelenk. Die Hände beanspruchen für sich etwa ein Viertel aller Knochen Ihres Körpers, dazu noch viele Sehnen, Muskeln und Bänder.

Viele Gelenke, eine Einheit

Grundvoraussetzung für die Geschicklichkeit Ihrer Hände und Finger ist eine ausgezeichnete Beweglichkeit. Dafür sorgen die speziell angeordneten Gelenke: Da wäre zunächst einmal das Gelenk zwischen der Speiche und der ersten Reihe der Handwurzelknochen, das sowohl die Beugung als auch die Streckung der Hand ermöglicht, ebenso das Schwenken zur Seite. Die zweite Reihe der Handwurzelknochen ist zum einen gelenkig mit der ersten Reihe verbunden, zum anderen mit den fünf Mittelhandknochen. Hier sorgen starre Bänder allerdings für einen festen Zusammenhalt, wodurch diese Gelenke kaum beweglich sind. Die zu den Fingern weisenden Enden der Mittelhandknochen sind mit den jeweiligen Fingergrundgliedern durch Kugelgelenke verbunden. Durch diese können Sie Ihre Finger nicht nur beugen und strecken, sondern auch kreisen. Es folgen schließlich die Fingermittel- und -endgelenke. Dabei handelt es sich um Scharniergelenke, die ein Beugen nach vorn ermöglichen. Ihr Daumen nimmt als kräftigster Finger eine Sonderstellung ein und hat auch eine eigene Konstruktion: Anders als bei den restlichen vier Fingern einer Hand fehlt ihm das Mittelgelenk, dafür ist er mit der Handwurzel über ein sogenanntes Sattelgelenk verbunden und dadurch extrem beweglich. Zudem steht er in exponierter Stellung und nur mithilfe des Daumens sind sowohl feste als auch feinmotorische Greifbewegungen möglich.

Verschleiß an Daumen und Fingern

Im Vergleich zu Hüft- und Kniegelenken ist eine Arthrose an den Händen und Fingern relativ selten. Da der Daumen in der Regel am meisten im Einsatz ist, kommt es am ehesten am Sattelgelenk zur Abnutzung. Wenn hier die Knorpelschicht schwindet und sich weitere verschleißbedingte Gelenkveränderungen zeigen, nennen Mediziner das Rhizarthrose. Davon betroffen sind zumeist Menschen, die bei der Arbeit über viele Jahre hart anpacken müssen, etwa Bauarbeiter, Paketzusteller oder Maurer. Hatten Sie in der Vergangenheit mal eine Knochen- oder Bandverletzung am Daumen oder leiden Sie unter einer rheumatischen Erkrankung (siehe Seite 38), ist Ihr Risiko für eine Rhizarthrose auch erhöht. Der Verschleiß des Daumensattelgelenks macht alltägliche Handlungen immer schwieriger: Das Abschließen einer Tür oder Öffnen einer Flasche tut weh, greifen, heben und tragen fallen immer schwerer. Die Kraft und Koordination lassen immer weiter nach und später können Sie Ihren Daumen schmerzbedingt kaum noch bewegen, wodurch dieser auch mehr und mehr an Stabilität verliert. Kommt es sowohl am Daumen als auch an den Fingern zu solcherlei Symptomatik, liegt möglicherweise eine Polyarthrose vor. Betroffen hiervon sind zumeist die Fingermittel- und Fingerendgelenke. Häufig schwellen dabei mehrere Gelenke gleichzeitig an, verkrümmen sich und werden am Ende steif – genau wie bei der rheumatoiden Arthritis (siehe Seite 38). Die Fingerpolyarthrose befällt vor allem Frauen nach der Menopause und anders als bei der Rhizarthrose handelt es sich hierbei nicht ausschließlich um eine Abnutzung des Gelenks, sondern auch genetische, entzündliche und hormonelle Ursachen können eine Rolle spielen. Die Behandlung der Arthrose an Daumen und Fingern ist schwierig. Da es in den meisten Fällen keine befriedigende operative Lösung gibt, ist eine Kombination mehrerer konservativer Therapien entscheidend, zum Beispiel mit entzündungshemmenden Medikamenten, Ergotherapie, Kälte- oder Wärmeanwendung und zeitweiliger Ruhigstellung mittels Schiene.

WAS IST MORBUS DUPUYTREN? Bei dieser Krankheit bilden sich aus unbekannter Ursache narbenartige Bindegewebsstränge auf der Innenseite der Hand im Bereich von Ring- und Kleinfinger. Nimmt die Vernarbung zu, beugen sich die beiden Finger immer stärker, bis sie irgendwann sogar ganz an der Handinnenfläche aufliegen und Sie sie nicht mehr strecken können. Eine wirksame konservative Therapie gibt es nicht. Im Endstadium der Krankheit bleibt nur noch, die Narbenwucherung operativ zu entfernen.

Knochenbruch durch Sturz

Während Arthrose ein zumeist langsam fortschreitender Prozess ist, kann es durch einen Sturz zu einer unmittelbaren Schädigung im Bereich des Handgelenks kommen. Durch den reflexartigen Versuch des Abstützens mit den Händen lastet plötzlich das gesamte Körpergewicht auf ihnen – und die Speiche bricht handgelenknah. Diese sogenannte distale Radiusfraktur ist der häufigste Knochenbruch des Menschen. Direkt nach dem Sturz schwillt der Unterarm an, tut weh und die Hand lässt sich kaum noch bewegen. Zudem kann es sein, dass eine abnorme Stellung des Unterarms beziehungsweise des Handgelenks schon mit bloßem Auge zu erkennen ist. Ein Röntgenbild gibt dann Gewissheit und zeigt, ob es auch an anderen Stellen zu Verletzungen gekommen ist. Ist die Speiche glatt gebrochen, stabil und wirkt sich nicht auf das Handgelenk aus, ist eine konservative Therapie möglich, das heißt, Sie erhalten eine Unterarmschiene für mehrere Wochen, um den Arm ruhig zu stellen, damit der Bruch heilen kann. Ist der Bruch jedoch komplizierter, muss Ihr Arzt den Knochen durch eine Operation wieder in Position bringen und mit Platten oder Schrauben in der korrekten Stellung fixieren. Ein anderer Bruch an der Hand durch einen Sturz ist die „Kahnbeinfraktur". Das Kahnbein ist ein Handwurzelknochen, der an der Daumenseite liegt. Da die Bruchstelle hier meist nicht gut verheilt und spätere Komplikationen nach sich ziehen kann, ist eine Operation mit einer fixierenden Schraube oft die bessere Wahl.

Stau im Tunnel

Eine weitere sehr häufige Komplikation im Bereich des Handgelenks ist das sogenannte Karpaltunnelsyndrom. Handwurzelknochen und Bänder bilden einen Tunnel, durch den der sogenannte Nervus medianus zusammen mit den Beugesehnen der Finger verläuft, um seine Aufgaben erfüllen zu können. Dieser Nerv sorgt dafür, dass Sie Gefühl am Mittel- und Zeigefinger, Daumen sowie an der Handinnenfläche verspüren. Außerdem ermöglicht er, dass Sie Ihren Mittel- und Zeigefinger beugen und den Daumen beugen und abspreizen können. Insbesondere Fehlstellungen, eine Überlastung der Beugesehnen, eine Schwangerschaft oder der Eintritt der Wechseljahre können den Nerv im Tunnel beeinträchtigen, wodurch er seine elektrischen Impulse nicht mehr weiterleiten kann. Die Folgen sind, dass Sie in diesen drei Fingern kein Gefühl mehr verspüren und Ihre Hand nicht mehr komplett zur Faust ballen können, da sich Daumen, Zeige- und Mittelfinger nur noch erschwert beugen lassen. Frühe Zeichen sind ein nächtliches Kribbeln oder Einschlafen der drei Finger. Ist der Nerv komplett gelähmt, können Sie mit dem Daumen kaum noch Gegenstände greifen oder halten. Ist es erst soweit gekommen, hilft auch keine Schonung und keine Lagerungsschiene mehr, dann muss Ihr Arzt den Nerv operativ aus der Engstelle befreien.
Da Sie Ihre Finger täglich unzählige Male nutzen und bei den meisten alltäglichen Tätigkeiten einsetzen, sollten Sie besonderen Wert auf deren Wartung legen. Im Vergleich mit anderer Muskulatur Ihres Körpers sind die Fingermuskeln zwar sehr klein, lassen sich aber genauso gut trainieren. Für ein lebenslanges kräftiges Anpacken und mobile Fingergelenke finden Sie auf den folgenden Seiten die ideale Anleitung.

ÜBUNGEN FÜR DIE

HÄNDE UND FINGER

Forcierte Rotation

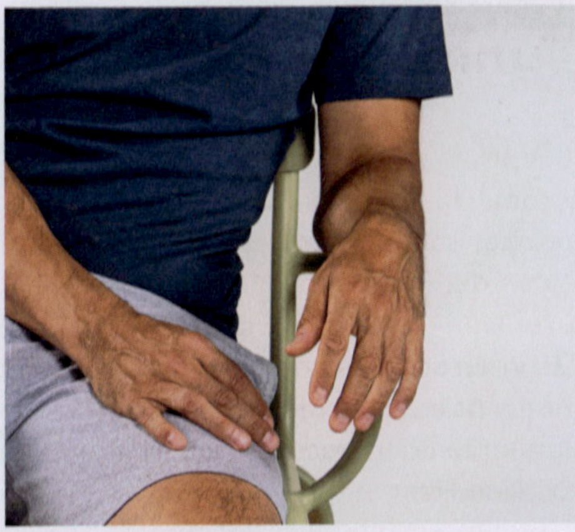

1 Legen Sie Ihren Unterarm entspannt auf der Lehne eines Stuhls ab. Alternativ können Sie Ihre Hand auch auf dem Oberschenkel ablegen.

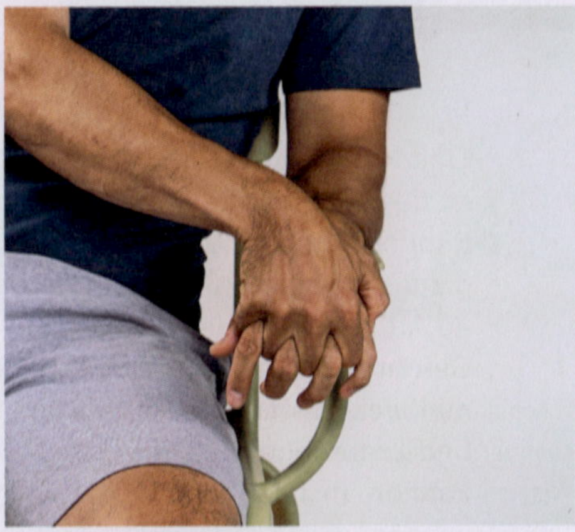

2 Nun greifen Sie mit der freien Hand zwischen die Finger Ihrer abgelegten und entspannten Hand.

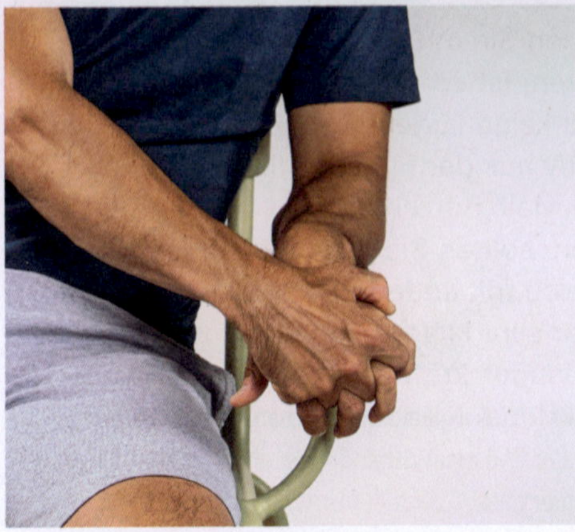

3 Bewegen Sie die gesamte Hand langsam und kontrolliert mit dem und gegen den Uhrzeigersinn.

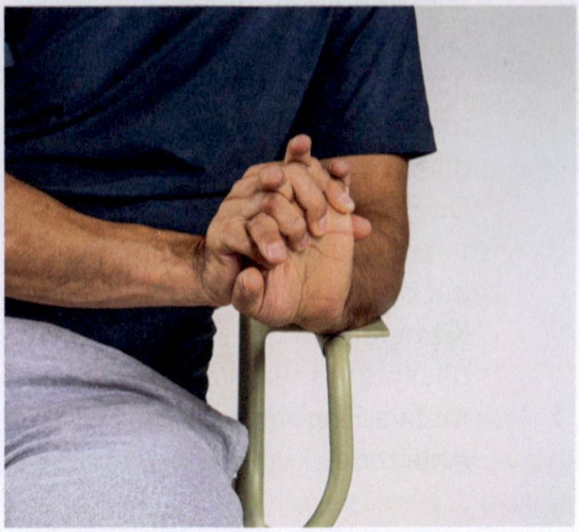

4 Achten Sie dabei darauf, dass Sie die gesamte Bewegungsmöglichkeit Ihres Handgelenks nutzen.

Beugung und Streckung mit Widerstandsband

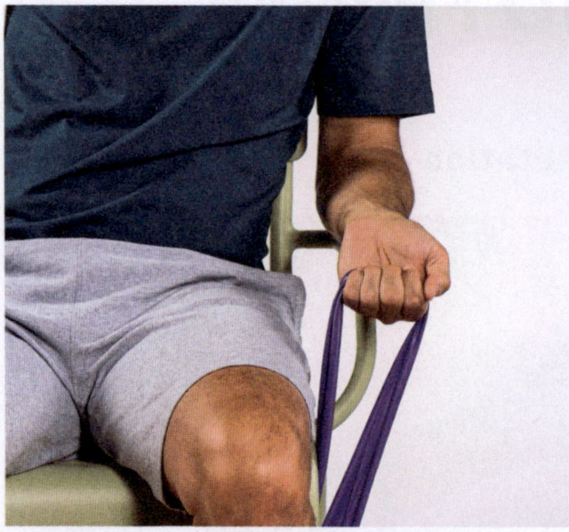

1 Legen Sie Ihren Unterarm so auf der seitlichen Stuhllehne ab, dass Ihre Handfläche nach oben zeigt. Greifen Sie ein unten befestigtes Widerstandsband.

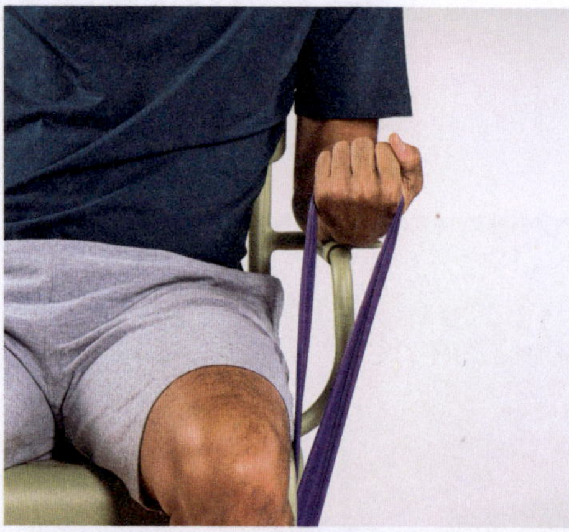

2 Winkeln Sie nun das Handgelenk an und ziehen Sie das Widerstandsband nach oben. Achten Sie darauf, dass der Unterarm sich dabei nicht von der Stuhllehne löst.

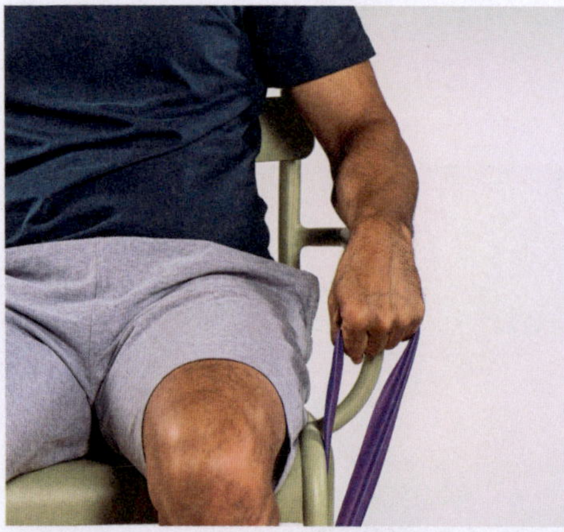

3 Wenden Sie nun den Arm auf der Stuhllehne so, dass die Handfläche nach unten zeigt. Greifen Sie erneut das Widerstandsband.

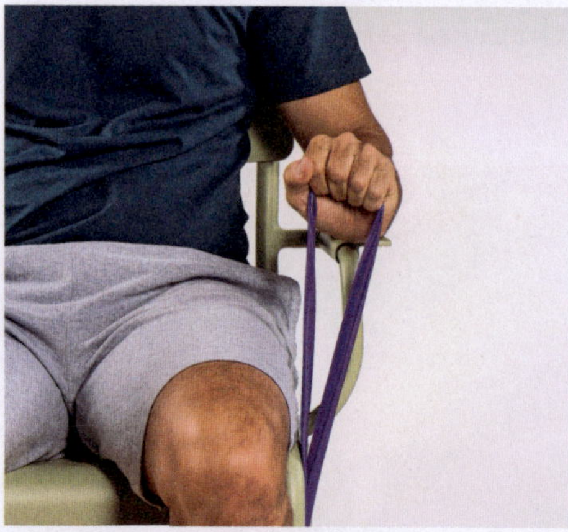

4 Nun winkeln Sie das Handgelenk an und ziehen das Widerstandsband nach oben. Achten Sie auch hier darauf, dass der Unterarm sich nicht von der Stuhllehne löst.

Fingerwellen

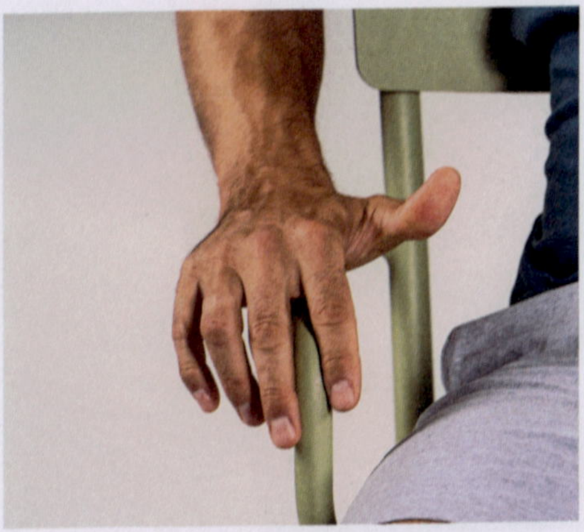

1 Legen Sie Ihre Hand entspannt auf der Lehne eines Stuhls ab. Sie können auch beide Hände nebeneinander auf einem Tisch ablegen.

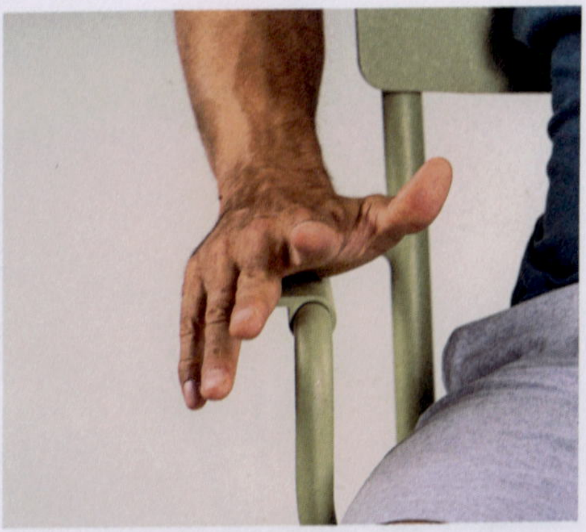

2 Nun heben Sie nacheinander einen Finger nach dem anderen von der Stuhllehne ab.

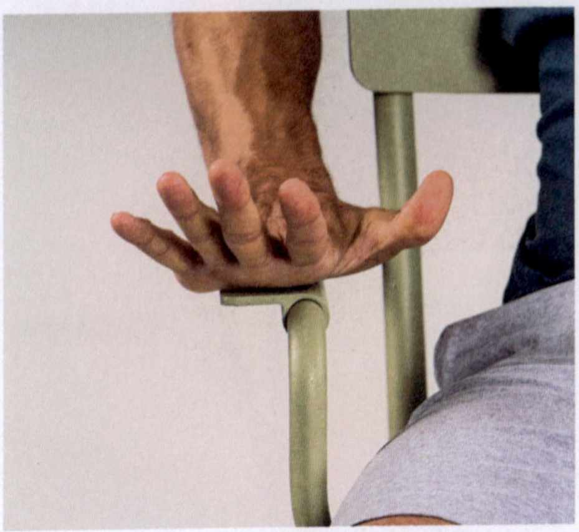

3 Achten Sie darauf, dass Sie jeden einzelnen Finger so weit wie möglich strecken.

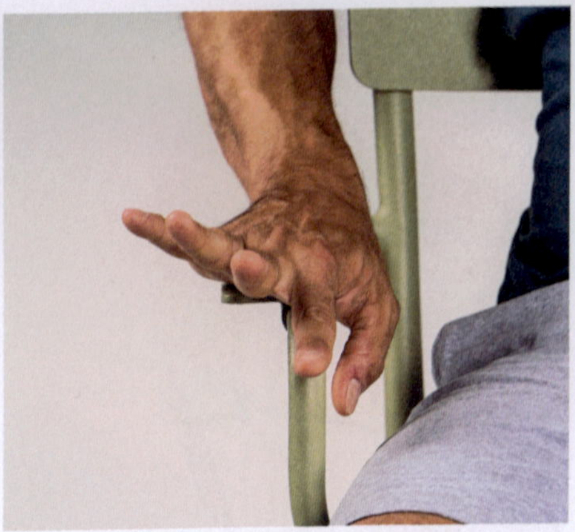

4 Befinden sich alle Finger in der Luft, setzen Sie sie in umgekehrter Reihenfolge wieder separat auf der Stuhllehne ab.

Beugung und Streckung mit Handtuch („Handbagger“)

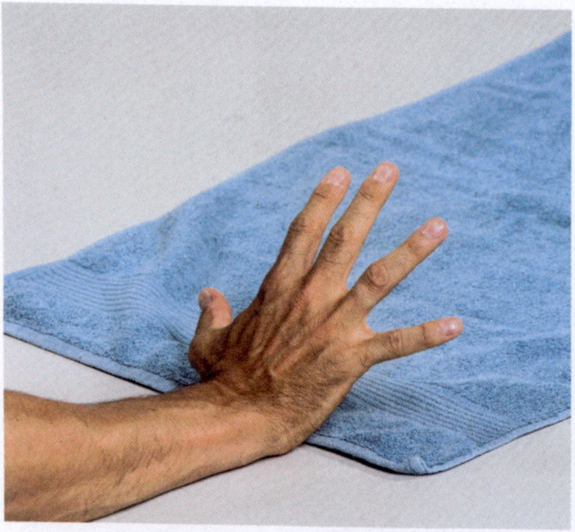

1 Legen Sie Ihren Handballen fest auf das Ende eines flach ausgebreiteten Handtuchs ab.

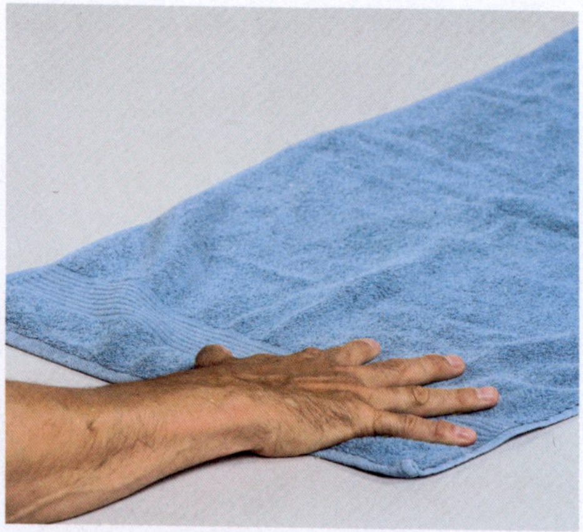

2 Achten Sie dabei darauf, dass die Finger möglichst weit voneinander gespreizt sind.

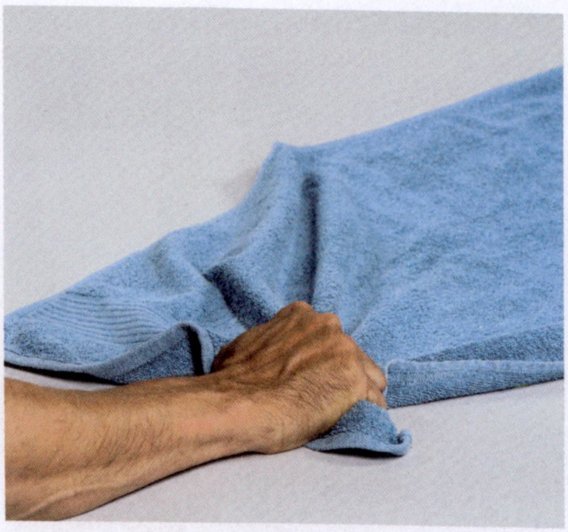

3 Beugen Sie nun sämtliche Gelenke der Finger und greifen fest das Handtuch.

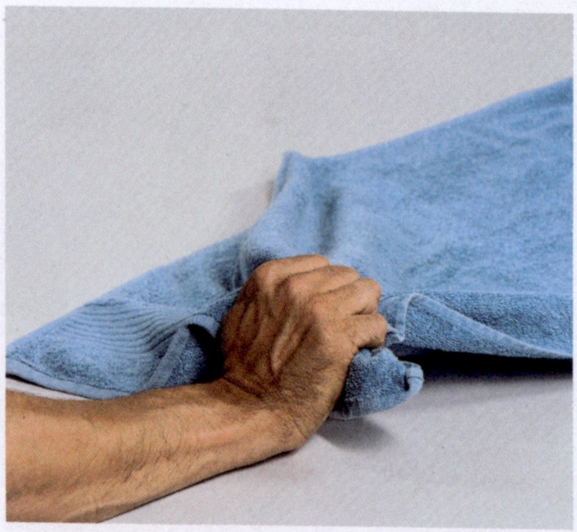

4 Heben Sie das Handtuch an, sodass es sich zum Handballen hin aufrollt. Wiederholen Sie diesen Vorgang, bis Sie das Handtuch vollständig herangezogen haben.

Liegestütz im Knien

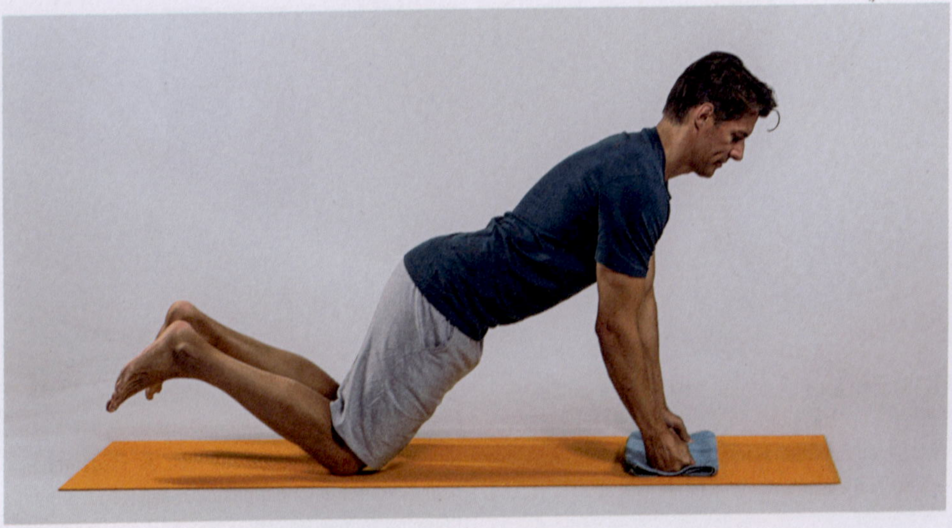

1 Knien Sie sich auf den Boden und stellen Sie Ihre zu Fäusten geballten Hände unter Ihren Schultern auf einem gefalteten Handtuch ab. Die Füße heben Sie vom Boden ab.

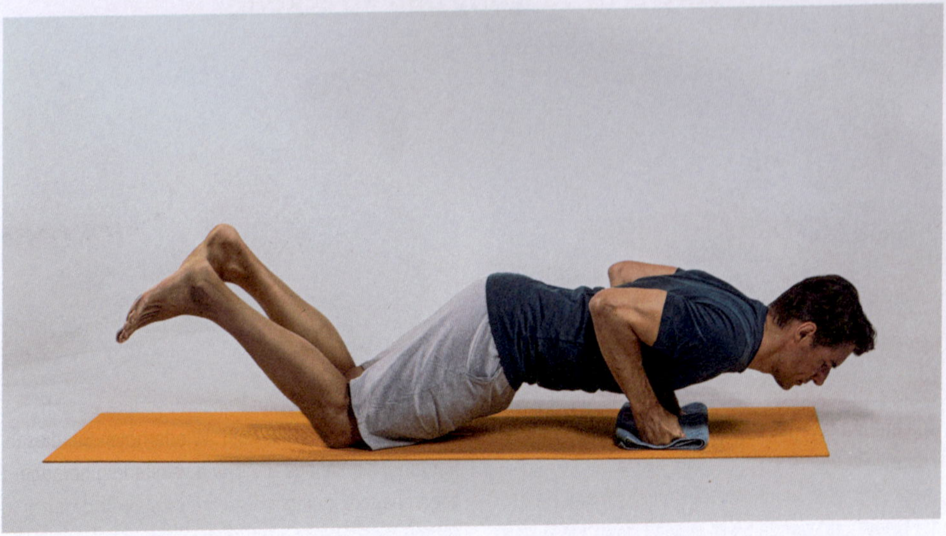

2 Strecken Sie die Hüfte nach vorn und verlagern Sie Ihr Gewicht auf die Fäuste. Nun beugen und strecken Sie wiederholt Ihre Ellbogen, möglichst ohne die Hüfte zu beugen.

Seitliche Beugung mit Stab

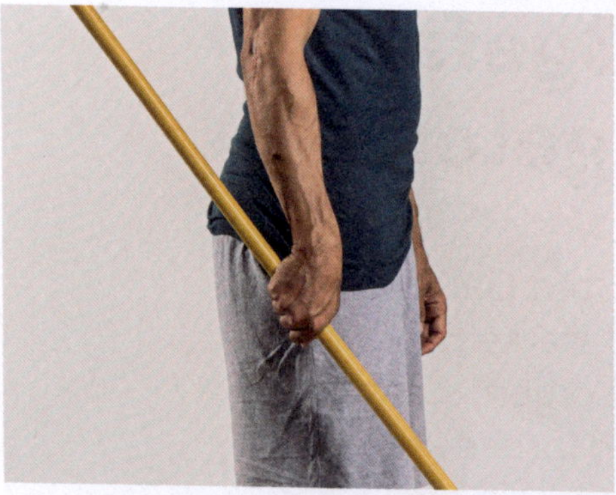

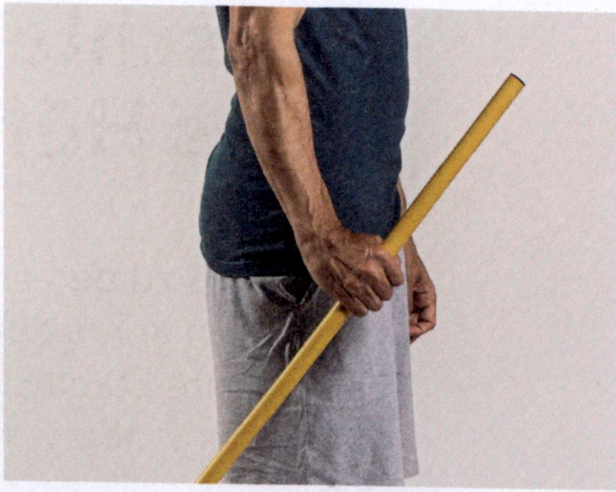

1 Stellen Sie sich gerade hin und nehmen Sie den oberen Teil eines Stabs in die Hand. Der Daumen zeigt nach vorn und der Ellbogen bleibt gestreckt.

2 Bewegen Sie nun nur die Faust nach vorn und oben, wodurch sich das lange Ende des Stabs nach unten bewegt. Dann bewegen Sie die Faust wieder nach hinten unten, wodurch sich das lange Ende des Stabs nach oben bewegt. Dabei darf der Unterarm nicht nach innen oder außen rotieren.

Forcierte Beugung und Streckung

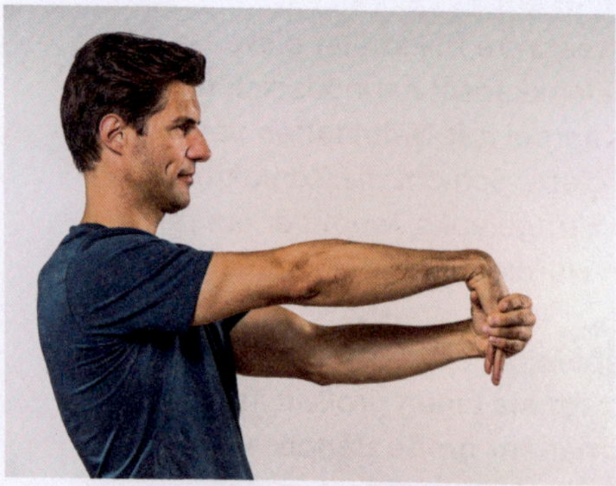

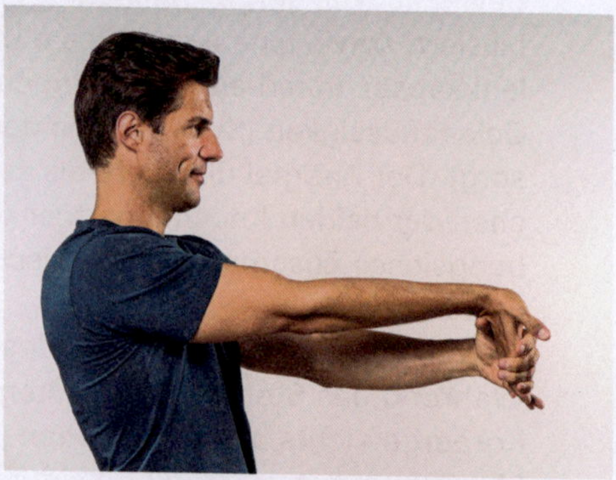

1 Strecken Sie einen Arm gerade nach vorn aus. Drehen Sie den Arm so, dass Ihr Handrücken nach oben zeigt. Nun umgreifen Sie mit der freien Hand die Finger und ziehen diese so weit Richtung Unterarm, bis Sie eine Spannung in der Finger-, Hand- und Unterarmrückseite spüren.

2 Wechseln Sie nun die Richtung und drehen Sie Ihren Arm so, dass Ihre Handinnenfläche nach oben zeigt. Nehmen Sie nun die freie Hand und ziehen die Hand so weit nach unten, bis Sie eine Spannung in der Finger-, Hand- und Unterarmvorderseite spüren.

Achtung, Verschleißgefahr: Das Hüftgelenk

Obwohl es zu den größten Gelenken des Menschen gehört und starke Bänder für maximale Stabilität sorgen, steht die Hüfte ganz oben im Arthrose-Ranking.

Das liegt nicht zuletzt daran, dass sie ganz schön viel aushalten muss. Denn das Hüftgelenk ist die tragende Säule des Körpers, gleichzeitig flexibles Verbindungselement zwischen Rumpf und Beinen. Die Hüfte ist ein Kugelgelenk, bestehend aus den beiden Gelenkpartnern Oberschenkelkopf und Beckenpfanne. Dieses Gelenk erlaubt es Ihnen, Ihre Beine in drei Richtungen zu bewegen: nach vorn und hinten, zur Seite abspreizend und wieder heranziehend sowie ein- und auswärtsrotierend. Weitere Baubestandteile des Hüftgelenks sind die umgebenden Muskeln und Sehnen, die für Beweglichkeit sorgen, ein kräftiger Bandapparat, der das Gelenk stabilisiert, sowie eine extrem feste und mehrere Millimeter dicke Gelenkkapsel. Innerhalb der kräftigen Gelenkkapsel befindet sich die Gelenkflüssigkeit (Synovia), die den Knorpel mit Nährstoffen versorgt. Der Knorpel überzieht als sehr glatte Schicht die Kontaktflächen der beiden Knochenpartner des Hüftgelenks, womit er ein reibungsloses Zusammenspiel zwischen Hüftkopf und Beckenpfanne gewährleistet.

Ihre Hüfte muss im Laufe des Lebens so einiges leisten: Während des Stehens und Gehens trägt sie einen großen Teil des Körpergewichts, zugleich ziehen permanent große Bänder und Muskeln mit ihren starken Kräften an ihr. Insbesondere in der Standbeinphase beim Gehen leistet sie extreme Arbeit, wenn das 2,5- bis 3,5-Fache des Körpergewichts auf ihr lastet. Wenn Sie dann noch bedenken, dass sich dieses Bewegungsmuster je nach individueller Gehleistung im Laufe eines Lebens bis zu 2,5 Millionen Mal wiederholt, können Sie sich gut vorstellen, welche Kräfte hier wirken.

Dazu kommt, dass die Hüftgelenke nicht direkt unterhalb des Körperschwerpunkts liegen und der Hüftkopf außerdem nicht in einer Flucht über dem Oberschenkelknochen angebracht ist. Der Hals des Oberschenkelknochens ragt zunächst ein Stück aus der Pfanne heraus, bevor er in den Oberschenkelknochen übergeht. Damit ist die Kraftverteilung nicht ideal. Wenn Sie sich vor Augen halten, dass diese Kräfte beim Laufen auf etwa das Vierfache des Körpergewichts steigen, wird klar, dass Sie diesem Gelenk so einiges abverlangen. Die Knochen werden an den Stellen, wo die meisten Kräfte einwirken, zwar immer fester – der Knorpel jedoch immer dünner.

Schleichender Arthrosebeginn

Schwindet der Knorpel zunehmend, reagiert die Hüfte damit, dass sie knöcherne Auswüchse, sogenannte Osteophyten, am Rand der Pfanne anbaut, um die Gelenkfläche zu vergrößern. Dieser vom Körper als Reparatur in Gang gesetzte Prozess führt allerdings dazu, dass Sie Ihre Hüfte immer weniger bewegen können, da sich der Spalt zwischen Kopf und Pfanne zunehmend verschmälert und die Hüftarthrose ihren Verlauf nimmt. Diese sogenannte Coxarthrose ist eine der häufigsten Erkrankungen des Menschen, wobei wesentlich mehr Frauen als Männer betroffen sind. Das liegt nicht zuletzt an der breiteren Beckenform sowie an der Tendenz zu X-Beinen.

Eine Coxarthrose macht sich anfangs oft nur wenig bemerkbar, die Beschwerden sind noch gut auszuhalten. Die Schmerzen kommen zumeist morgens nach dem Aufstehen, beim Treppabsteigen oder Bergabgehen oder nach anstrengender Gartenarbeit oder längeren Gehstrecken. Sie sind oft unspezifisch, können an der Leiste, am Oberschenkel, im Gesäß oder sogar am unteren Rücken oder an den Knien am heftigsten sein. Wird der Knorpel mit der Zeit schließlich immer dünner, brüchiger und verliert zunehmend seine Dämpfungseigenschaft, nehmen die Beschwerden zu und parallel dazu die Hüftbeweglichkeit ab. Insbesondere fällt es Ihnen dann schwerer, Ihr Bein nach innen zu drehen und abzuspreizen, wodurch auch Ihr Gangbild zunehmend unrunder ausschaut. Schreitet die Arthrose weiter voran, treten Schmerzen auch nachts und in Ruhe auf. Wenn praktisch kein Knorpel mehr vorhanden ist und der Knochen frei liegt, kann es zur Gelenkdeformierung mit Fehlstellungen bis zur völligen Gelenkzerstörung und aufgehobener Beweglichkeit kommen.

FORMFEHLER: Einer der häufigsten Gründe für eine Arthrose der Hüfte ist die Hüftdysplasie. Dabei ist die Hüftpfanne unvollständig ausgereift und bietet dem Hüftkopf nicht genügend Halt und Führung. Durch die nicht optimale Kräfteverteilung im Gelenk nutzt sich der Knorpel an den Hauptbelastungsstellen verstärkt ab. Durch die Ultraschalluntersuchung bei der U3-Vorsorgeuntersuchung bei Säuglingen kann eine Hüftdysplasie entdeckt werden.

Wann eine OP nötig ist

Ist die schützende Knorpelschicht im Hüftgelenk erst einmal verbraucht, stoßen die Knochenpartner bei belastenden Tätigkeiten aneinander, wodurch eine schmerzhafte Knochenprellung (bone bruise) entstehen kann. Zudem kann sich das Arthrosegelenk auch entzünden. Eine warme, gerötete oder geschwollene Hüfte weist auf eine solche „aktivierte Arthrose" hin. Diese sollten Sie auf jeden Fall von Ihrem Arzt abklären lassen, zumal die Symptome in diesem Fall ähnlich sind wie bei einer rheumatoiden Arthritis (siehe Seite 38), die auch an der Hüfte lokalisiert sein kann.

Die Aufgabe des Arztes ist es, die Ursache Ihrer Hüftbeschwerden herauszufinden. Diese kann direkt im Gelenk selbst liegen, aber auch durch hüftferne Strukturen bedingt sein, zum Beispiel durch ausstrahlende Rücken- oder Knieschädigungen, eine Fehlform der Füße, muskulären Hartspann oder etwa einen Leistenbruch. Es kommt auch vor, dass das Röntgenbild zwar eine Arthrose der Hüfte zeigt, die Ursache der Beschwerden aber außerhalb des Hüftgelenks liegt. Dennoch ist ein Röntgenbild in den meisten Fällen indiziert, um das Ausmaß der Coxarthrose beurteilen zu können. Ist die konservative Therapie der Hüftarthrose voll ausgeschöpft, Sie aber im Gelenk weiterhin Schmerzen haben, die Ihre Lebensqualität deutlich einschränken, bleibt nur noch die Implantation einer künstlichen Hüfte.

Sowohl für die gesunde Hüfte als auch bei bereits vorliegender Arthrose ist Sport ideal, der mit regelmäßigen und gleichförmigen Bewegungen einhergeht, zum Beispiel Radfahren, Schwimmen oder Walking. Auch Aquagymnastik hält Ihre Hüftgelenke beweglich und kräftigt die Muskeln. Entscheidend ist der Psoas-Muskel, der die Hüfte beugt und durch eine vorwiegend sitzende Körperhaltung häufig verkürzt ist. Yoga, Pilates und gezielte Übungen erhalten die Beweglichkeit und verhindern oder lindern Schmerzen.

Wenn der Schenkelhals bricht

Auch bei einem sogenannten Oberschenkelhalsbruch nach einem Sturz kann die Implantation einer Hüftprothese erforderlich sein. Davon betroffen sind zumeist ältere Menschen mit Osteoporose, da bei einer vorliegenden verminderten Knochendichte bereits wenig Kraft ausreicht, um einen Knochen zum Brechen zu bringen. Eine konservative Therapie eines Oberschenkelhalsbruchs ist selten möglich, da der Bruch meistens verschoben ist. Für welches Operationsverfahren sich der Arzt dann entscheidet, hängt von einigen Faktoren ab, insbesondere vom Alter und generellen körperlichen Zustand, außerdem vom Verlauf der Bruchlinie durch den Hals des Oberschenkelknochens. Bei jüngeren und aktiven Menschen gehen Operateure zumeist hüfterhaltend vor, das heißt, sie fixieren den Knochen mit Schrauben oder Platten in der korrekten Stellung. Bei Betroffenen über 65 Jahre ist in der Regel ein Gelenkersatz mittels Prothese die bessere Behandlungsmethode, vor allem deshalb, weil dann der Oberschenkelkopf oft nur noch unzureichend durchblutet ist, was eine Heilung verhindert.

GESTÖRTE KNOCHENVERSORGUNG: Auch ohne einen Knochenbruch kann es zu einer mangelnden Versorgung des Knochens mit Nährstoffen und Sauerstoff kommen. Dabei ist aus noch ungeklärter Ursache die Durchblutung des Oberschenkelknochens gestört. Risikofaktoren sind unter anderem eine Diabetes-Erkrankung, Alkohol- und Nikotinkonsum, Adipositas, Bluthochdruck sowie eine Bestrahlungs- und Chemotherapie.

Die Hüfte ist anfällig für Verschleiß und insbesondere beim Sturz gefährdet. Deshalb sollten Sie sie frühzeitig schützen. Das klappt am besten mit einer kräftigen muskulären Ummantelung. Die folgenden Übungen machen Ihre Hüften stark und schützen Sie vor Schmerzen und Verletzungen.

ÜBUNGEN FÜR DAS

HÜFTGELENK

Rotation im Sitz

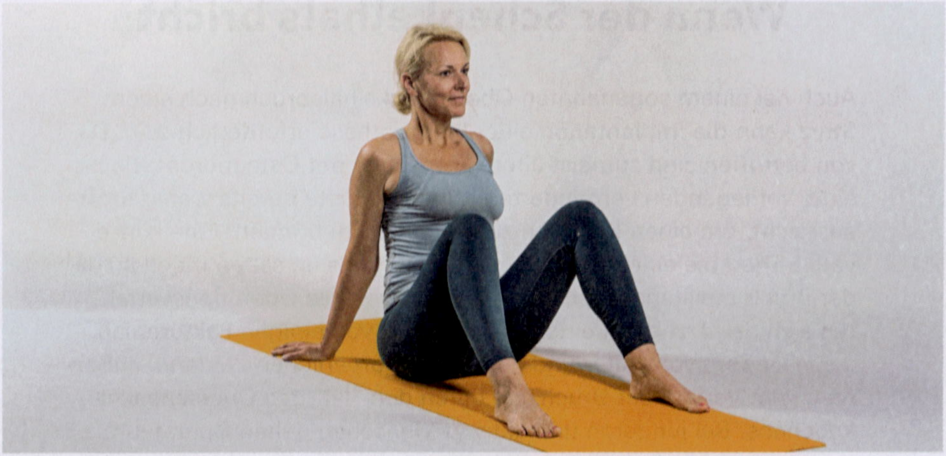

1 Setzen Sie sich auf den Boden und stellen Sie Ihre Füße vor sich ab. Die Füße sollten so weit auseinanderstehen, dass das Knie bei der Übung nicht die Ferse des jeweils anderen Beins berührt.

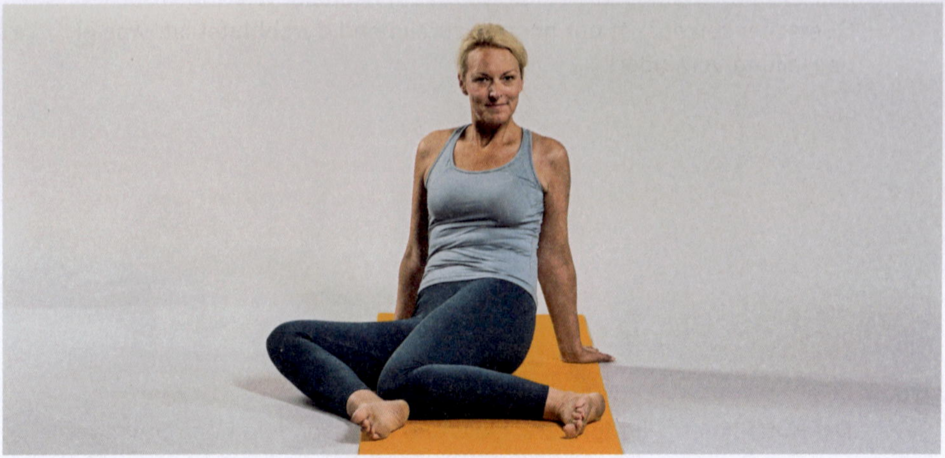

2 Bringen Sie beide Knie zum Boden, wobei Sie das eine Bein nach außen und das andere nach innen rotieren. Behalten Sie Ihren Oberkörper aufrecht und das Gesäß, wenn möglich, auf dem Boden. Bringen Sie die Knie zum Boden der anderen Seite, ohne den Abstand zwischen den Füßen zu verändern.

Einbeiniges Hüftheben

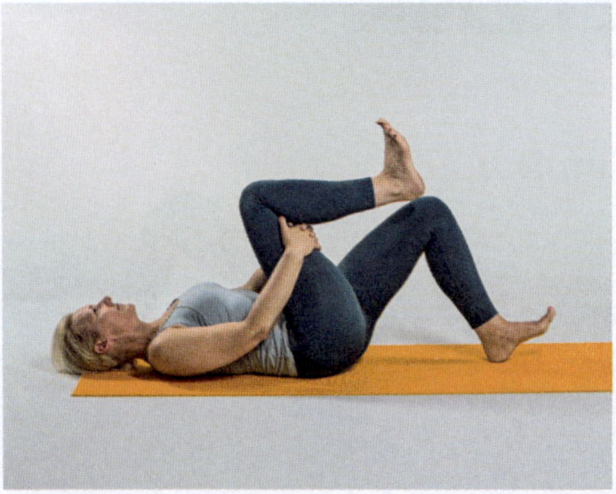

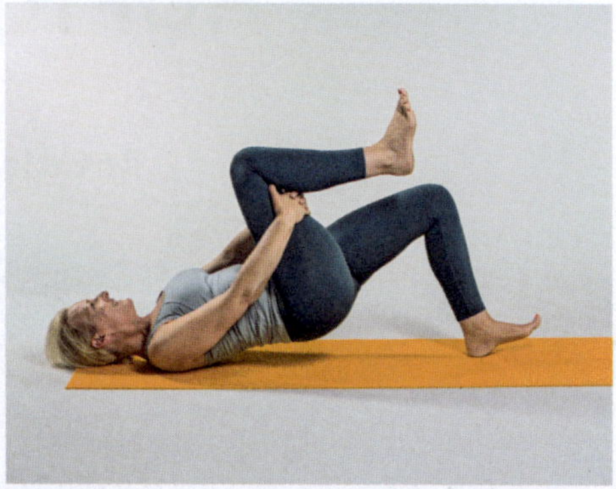

1 Legen Sie sich auf den Rücken und stellen Sie Ihre Fersen in Richtung Gesäß ab. Ziehen Sie mit den Händen ein Bein zur Brust.

2 Nun drücken Sie den unteren Rücken nach oben und spannen zeitgleich das Gesäß an, bis die Hüfte vollständig gestreckt ist. Halten Sie während der gesamten Bewegungsausführung tiefe Bauchspannung bei, sodass Sie die muskuläre Anstrengung in der Oberschenkel- und Hüftrückseite merken, nicht jedoch im Rücken.

Hüfthalten im Sitzen

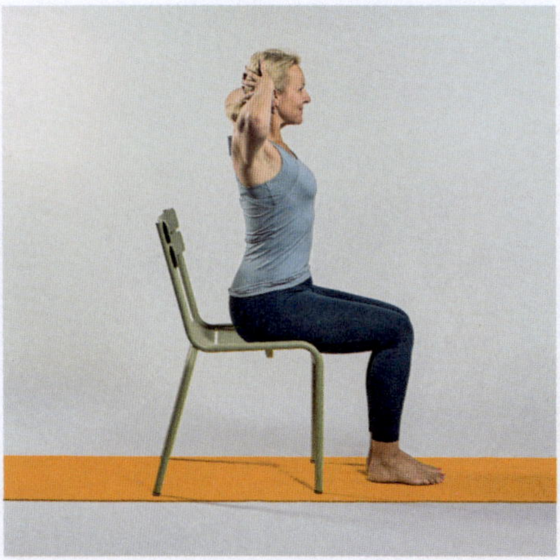

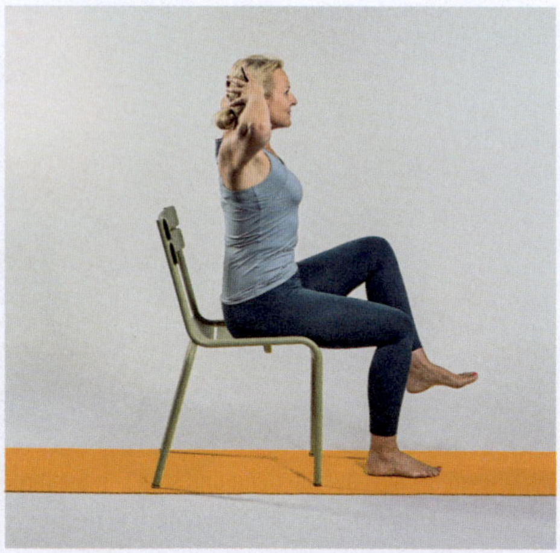

1 Setzen Sie sich mit geradem Rücken auf die Kante eines Stuhls. Verschränken Sie die Arme hinter Ihrem Kopf.

2 Heben Sie nun im Wechsel die Knie nach oben, bis Sie die Spannung in den Oberschenkeln spüren. Der Fuß ist bei der Übung angewinkelt.

Hüftheben in Rückenlage

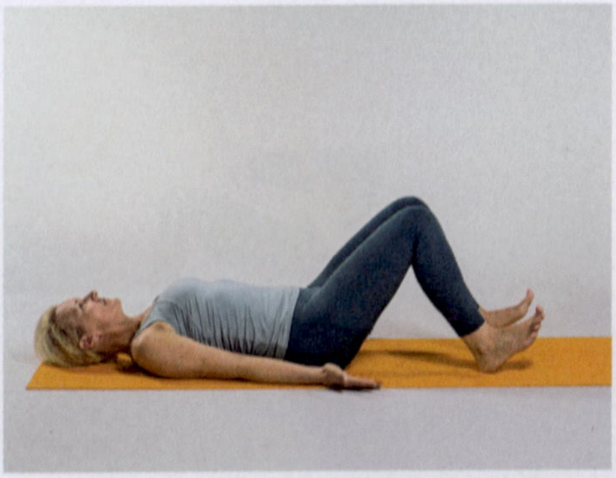

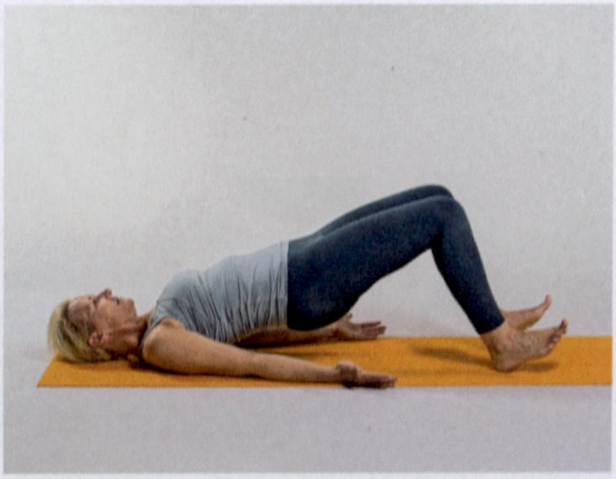

1 Legen Sie sich auf den Rücken und stellen Sie Ihre Fersen in Richtung Gesäß ab. Legen Sie Ihre Arme locker seitlich mit nach oben gedrehten Händen ab.

2 Nun drücken Sie den unteren Rücken nach oben und spannen zeitgleich das Gesäß an, bis die Hüfte vollständig gestreckt ist. Halten Sie während der gesamten Bewegungsausführung tiefe Bauchspannung bei, sodass Sie die muskuläre Anstrengung in der Oberschenkel- und Hüftrückseite merken, nicht jedoch im Rücken.

Außenrotation im Seitstütz

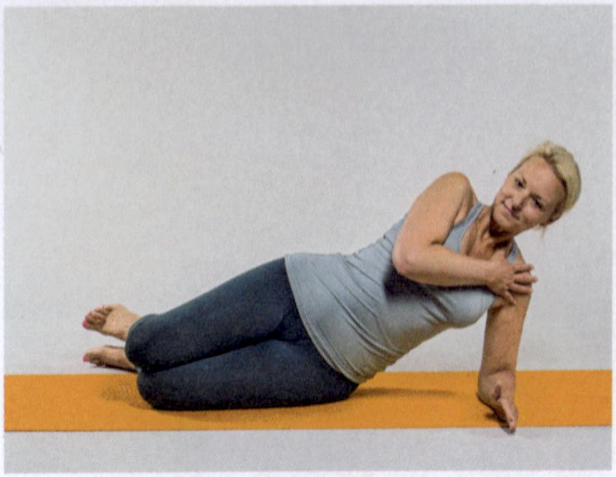

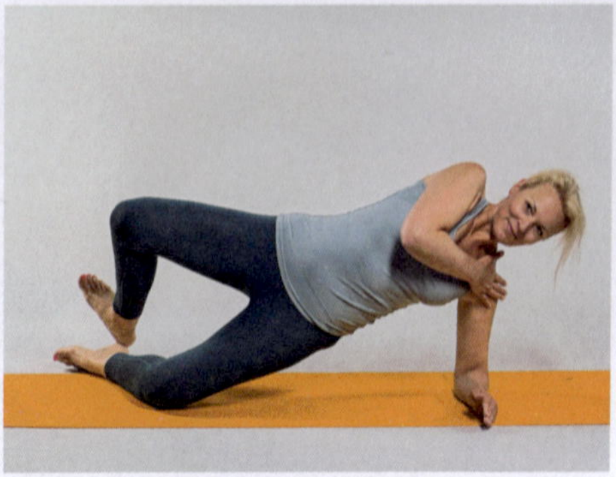

1 Legen Sie sich auf die Seite und strecken Sie Ihre Hüfte bei 90 Grad gebeugten Beinen nach vorn durch, sodass eine Linie zwischen Knie-, Hüft- und Schultergelenk entsteht. Nehmen Sie Ihren Ellbogen unter die Schulter und drücken Sie Ihre Hüfte nach oben.

2 Rotieren Sie mit dem oberen Bein nach außen, ohne dass die Hüfte gebeugt wird und ohne dass der Rücken nach hinten abfällt. Während der gesamten Bewegungsausführung bleibt das Gesäß angespannt und die Fersen sind aufeinander. Halten Sie die Position für einige Sekunden, senken Sie das Bein dann wieder ab.

Beinheben in Seitlage

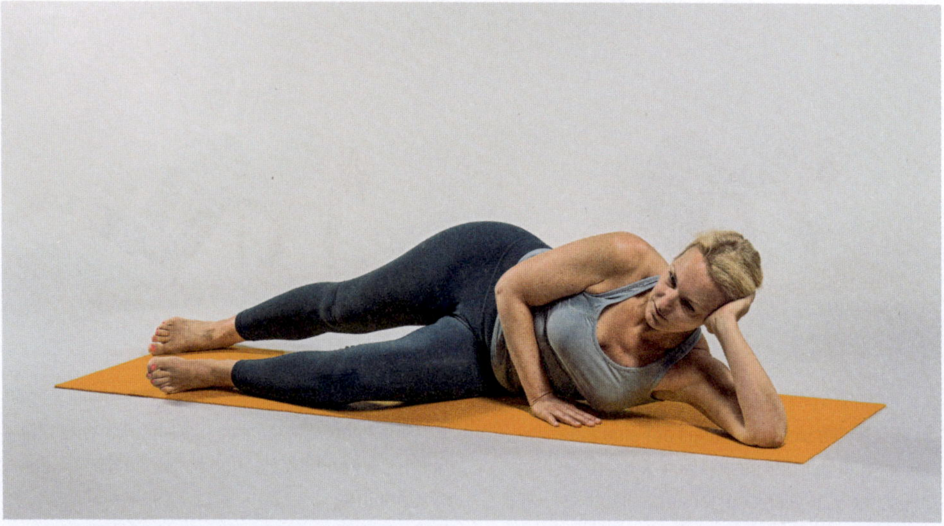

1 Legen Sie sich auf die Seite. Die untere Hand stützt den Kopf, die obere liegt zur Stabilisierung der Position vor dem Oberkörper auf dem Boden. Das Knie- und Hüftgelenk des unteren Beins sind im rechten Winkel gebeugt. Das obere Bein ist gestreckt. Führen Sie die Ferse des gestreckten Beins ein wenig hinter Ihre Hüfte.

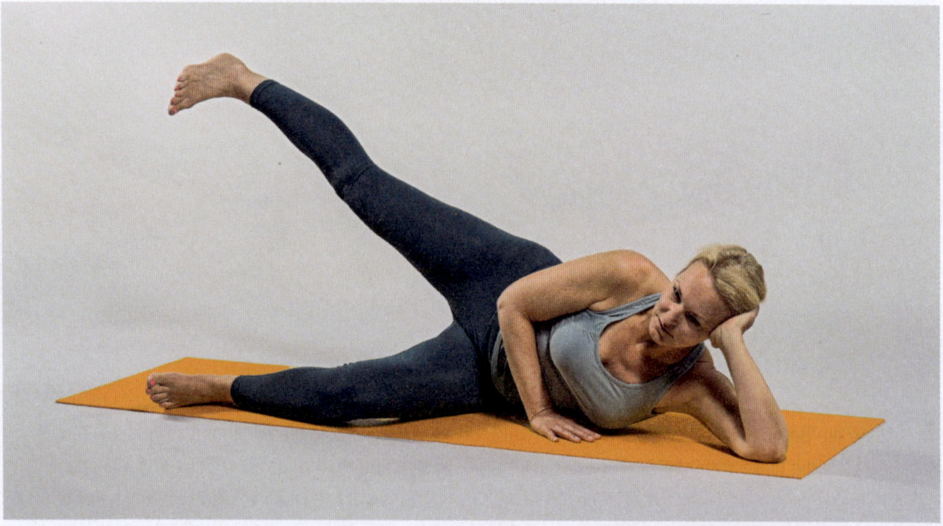

2 Nun heben und senken Sie das gestreckte Bein vom und wieder zum Boden. Achten Sie darauf, den Fuß stets angewinkelt zu lassen.

Hüftstreckung in Bauchlage

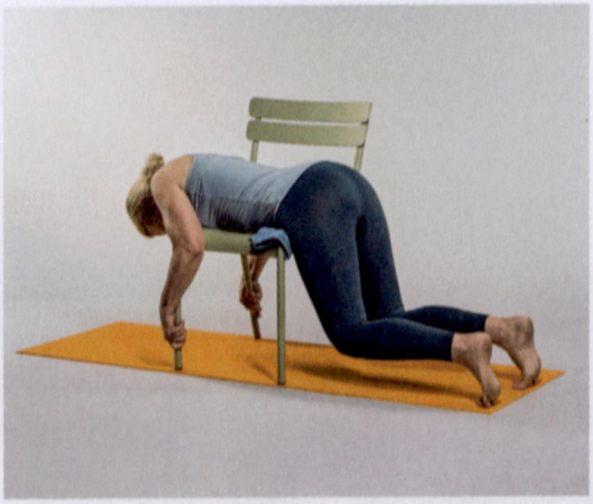

1 Legen Sie sich bäuchlings auf eine erhöhte Fläche (zum Beispiel einen Tisch, Kasten, Stuhl), sodass Ihr Hüftgelenk an der Kante liegt. Die Beine sind angewinkelt.

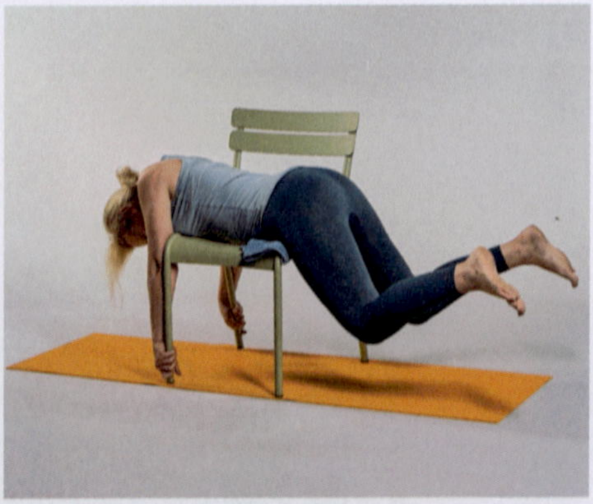

2 Nun heben Sie langsam die angewinkelten Beine an. Während der Hebung beginnen Sie, die Beine zu strecken.

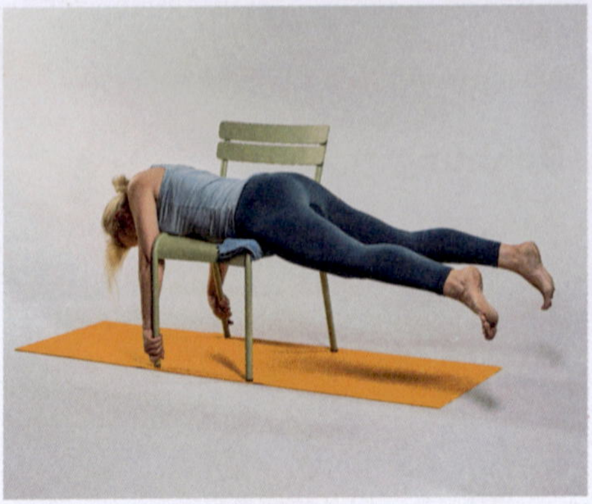

3 Wenn die Beine gestreckt sind, achten Sie darauf, dass Sie die Füße anwinkeln.

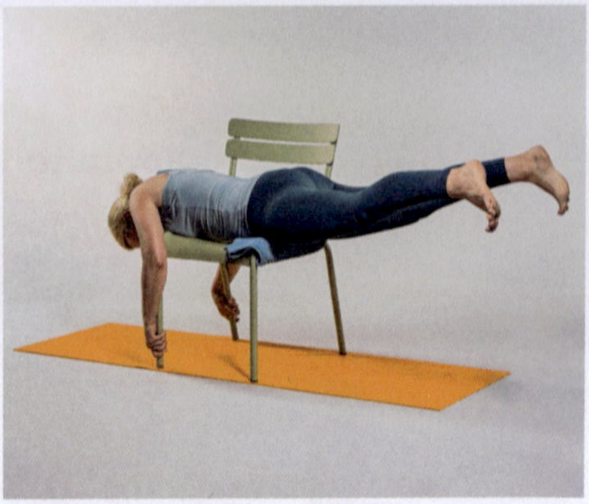

4 Strecken Sie die Beine nun so weit wie möglich nach oben. Halten Sie diese Position für ein paar Sekunden, bis Sie die Hüft- und die Kniegelenke wieder beugen.

Hüftbeuger-Dehnung

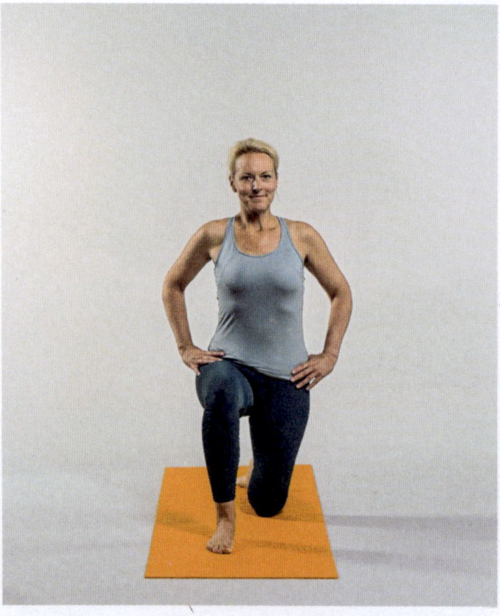

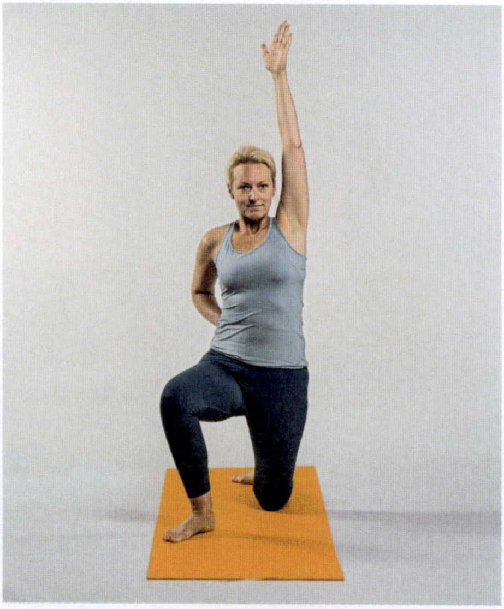

1 Knien Sie sich auf eine Matte und stellen Sie einen Fuß in einem 45-Grad-Winkel auf dem Boden ab. Achten Sie darauf, dass Ihr Oberkörper nach vorn zeigt und Ihre Hüfte gerade ist.

2 Bringen Sie das angewinkelte Bein in einen 45-Grad-Winkel und strecken Sie den Arm der anderen Seite nach oben. Schieben Sie die Hüfte so weit nach vorn, bis Sie eine Spannung in der Hüftvorderseite spüren.

Adduktoren-Dehnung

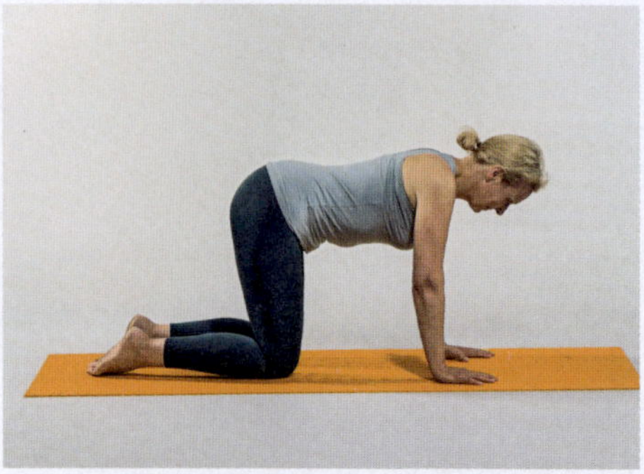

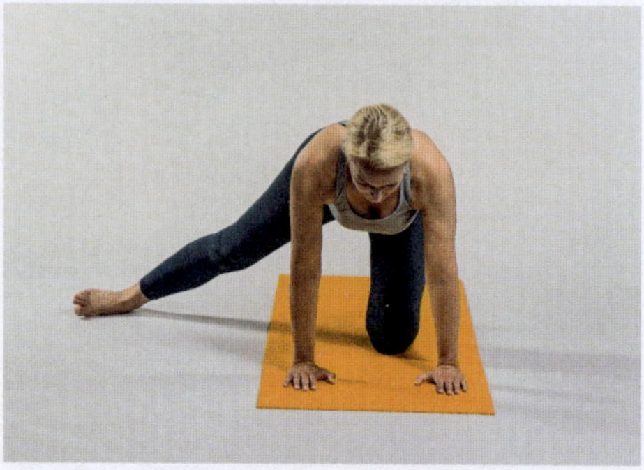

1 Gehen Sie in den Vierfüßlerstand und achten Sie dabei darauf, dass Ihr Rücken gerade bleibt.

2 Strecken Sie nun ein Bein vollständig zur Seite durch, bis Sie eine Spannung in der Oberschenkelinnenseite spüren.

Gluteal-Dehnung in Rückenlage

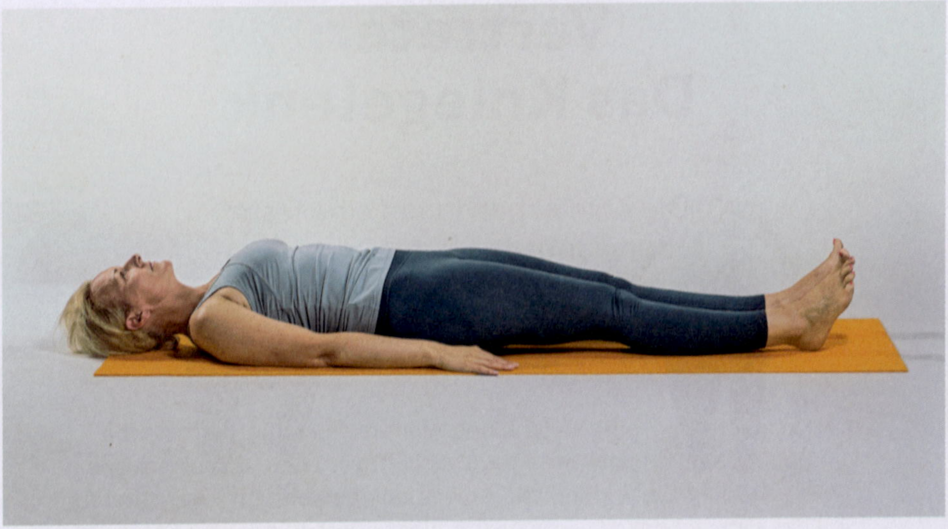

1 Legen Sie sich flach auf den Rücken. Ihre Füße bleiben entspannt.

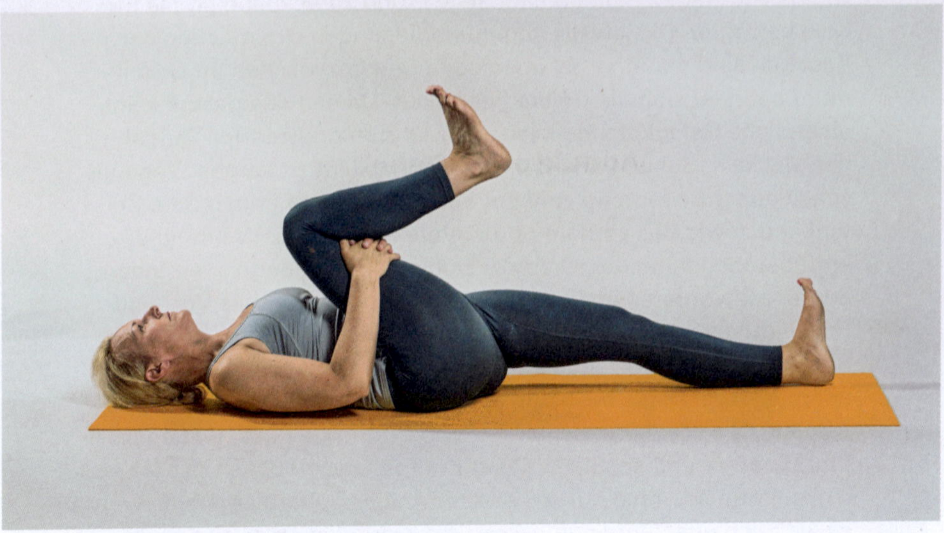

2 Nehmen Sie die Kniekehle eines Beins und ziehen Sie es so weit zur Brust, bis Sie eine Spannung auf der Hüftrückseite spüren. Dabei winkeln Sie Ihre Füße an.

Der größte Vertreter: Das Kniegelenk

Die Knie geben Ihnen eine feste Erdung und eine gute Balance, sie sind aber anfällig für Verschleiß und Verletzungen.

Das Knie ist das größte Gelenk und nicht nur bei Sportlern die mit am häufigsten verletzte Struktur. Das liegt vor allem an seinem speziellen Aufbau: Das eigentliche Kniegelenk besteht aus dem unteren Teil des Oberschenkelknochens und dem oberen Ende des Schienbeinknochens. Dazu kommt noch das „kleine Kniegelenk", das sogenannte Retropatellargelenk, gebildet aus der Kniescheibe (Patella) und der Vorderseite des Oberschenkelknochens. In einer dort angelegten V-förmigen Rinne gleitet sie vor und zurück, sobald Sie Ihr Knie bewegen. Die jeweils gegenüberliegenden Oberflächen der Knochen sind von Knorpel überzogen und dazwischen im Gelenkraum befindet sich die Gelenkflüssigkeit. Da das Kniegelenk keine eigentliche Gelenkpfanne besitzt, ist es zum größten Teil Aufgabe der Muskeln, Sehnen und Bänder, für Stabilität zu sorgen. Von entscheidender Bedeutung sind vor allem das innere und äußere Seitenband sowie das vordere und hintere Kreuzband. Während die kräftigen Seitenbänder zu starke seitliche Bewegungen verhindern, begrenzen vorderes und hinteres Kreuzband abnormale Vor- und Rückwärtsbewegungen. Zwischen dem Oberschenkel- und dem Schienbeinknochen liegen außerdem noch der Außen- und der Innenmeniskus. Diese bestehen aus Faserknorpel und straffem Bindegewebe. Die Menisken sehen aus wie C-förmige Keile, wirken als Stoßdämpfer und schützen damit Knorpel und Knochen des Kniegelenks. Wäre das Knie nur ein ganz normales Scharniergelenk, würde es lediglich das Beugen und Strecken ermöglichen. Wenn Sie Ihr Bein aber im Sitzen ein wenig vom Boden anheben, können Sie Ihren Unterschenkel auch etwas nach außen und innen rotieren. Möglich ist dies aufgrund der speziellen Form der beiden Gelenkpartner:

Während der Oberschenkelknochen mit der Oberschenkelrolle halbkugelförmig endet, besteht das obere Ende des Schienbeinknochens aus einem annähernd geraden Plateau. Dadurch wird das Knie zum Drehscharniergelenk und lässt Roll-Gleit-Bewegungen des Oberschenkels auf dem Unterschenkel zu.

Eine weitere Besonderheit des Knies ist die bereits erwähnte Patella. Sie spielt als sogenanntes Sesambein eine entscheidende Rolle bei der Kraftübertragung. Wollen Sie Ihr gebeugtes Bein strecken, spannen Sie zunächst den großen vorderen Oberschenkelmuskel (Musculus quadriceps femoris) an. Nun übertragen Sie die Kraft vom Muskel über die Quadricepssehne, die am oberen Pol der Kniescheibe ansetzt und breitflächig über die gesamte Patella hinwegläuft, weiter über die am unteren Patellapol gelegene Patellasehne auf den Schienbeinknochen – und strecken dadurch schließlich Ihr Bein. Die Patella lenkt die Kraft des Muskels also um und verbessert dadurch die Hebelwirkung, was letztlich zu einer Verstärkung der aufgebrachten Muskelkraft führt. Schließlich umfasst eine weite und kräftige Gelenkkapsel alle Gelenkflächen des Knies einschließlich der Patella. Sie besteht aus einer stabilisierenden Faserschicht und der inneren Auskleidung, die die Gelenkflüssigkeit bildet.

Kreuzband gerissen – was tun?

Gefürchtet ist der Riss des Kreuzbands. Dabei steht oft nicht der Schmerz im Vordergrund, sondern Ihr Knie fühlt sich instabil an, knickt möglicherweise sogar beim Gehen weg. Zumeist schwillt das Knie auch an und lässt sich nicht mehr frei bewegen. Während Ärzte heute ein verletztes hinteres Kreuzband meistens nicht operieren, hängt die Behandlung eines gerissenen vorderen Kreuzbands von verschiedenen Faktoren ab. Grundsätzlich raten Ärzte jungen, sportlich aktiven Menschen sowie denjenigen mit weiteren Schäden am Knie zur Operation. Bei der arthroskopischen Kreuzbandplastik ersetzt der Operateur das vordere Kreuzband durch ein zuvor entnommenes Sehnenstück. Die Ergebnisse einer solchen Rekonstruktion nach einem frischen Kreuzbandriss sind in der Regel sehr gut, sodass die meisten nach der OP und einer entsprechenden Rehabilitation von etwa neun bis zwölf Monaten Dauer wieder ihrem Sport nachgehen können. Aber auch eine konservative Therapie kann durchaus eine Alternative sein, mit dem Ergebnis eines stabilen und belastbaren Kniegelenks. Voraussetzung dafür ist anfangs eine Schonungs- und Heilungsphase, gefolgt von intensivem Muskelaufbautraining, begleitet von gezielten Koordinationsübungen.

Seitenband- und Meniskusschaden

Zusammen mit dem vorderen Kreuzband ist der Riss des Innenbands die häufigste Bandverletzung am Knie. Im Gegensatz zum Kreuzband müssen Ärzte hier meist nicht operieren und der Defekt heilt durch eine Ruhigstellung in einer Schiene und Physiotherapie wieder aus. Ist das Band jedoch aus dem Knochen ausgerissen oder bestehen weitere Schäden am Kniegelenk, ist auch hier eine Operation zu empfehlen. So ist bei den selteneren Außenbandrissen häufiger eine OP erforderlich, da hier zumeist auch begleitend andere Kniestrukturen wie etwa die Kreuzbänder mit verletzt sind. Bei einem Innenbandriss hat besonders oft auch der innere Meniskus Schaden genommen. Dies liegt vor allem daran, dass der Innenmeniskus im Gegensatz zum Außenmeniskus am Seitenband des Knies befestigt ist. Eine akute Verletzung am Meniskus verursacht stechende Schmerzen im Kniegelenk. Ragt das abgerissene Meniskusstück in das Gelenk hinein, kann dies das Knie schmerzhaft blockieren. Bei fehl- oder überlastungsbedingten Meniskusläsionen, wie sie bei älteren Menschen eher auftreten, sind die Beschwerden in der Regel weniger stark ausgeprägt oder treten nur bei Belastung auf. Zeigt das MRT einen größeren Schaden, ist zumeist eine Arthroskopie erforderlich. Dabei versuchen die Ärzte, nur so viel wie eben nötig vom Meniskus zu entfernen, oder nähen den Riss wieder zusammen. Bei kleineren Einrissen im Meniskus und verschleißbedingten Defekten besteht durchaus die Chance, dass Sie nach einer angemessenen Schonungs- und Behandlungszeit auch ohne OP wieder schmerzfrei Ihren Alltag bestreiten können.

UNERWÜNSCHTES TRIO: Insbesondere durch einen Sturz in Verbindung mit einer Verdrehbewegung kann es zur gleichzeitigen Verletzung des vorderen Kreuzbands, des Innenbands sowie des Innenmeniskus kommen, der „unhappy triad". Bei dieser schweren Verletzung von gleich drei wichtigen Kniebestandteilen hilft in der Regel nur eine Operation.

Sensibles System

Das Kniegelenk ist ein präzise aufeinander abgestimmtes Konstrukt, bei dem alle Baubestandteile harmonisch miteinander in Wechselwirkung treten müssen, damit es reibungslos funktionieren kann. Kommt es bei nur einem Teil dieses Systems zu einer Störung, wirkt sich diese auf das gesamte Gelenk aus. Insbesondere auf vorausgegangene Verletzungen reagiert Ihr Knie empfindlich. All das führt zur Instabilität oder zur Veränderung der Tragachse des Beins und somit zur einseitigen Überlastung des Knorpels. Auch Gicht und durch rheumatoide Arthritis bedingte Entzündungen führen auf Dauer zum fortschreitenden Abbau des Knorpels im Kniegelenk. Außerdem können Fußdeformitäten wie beispielsweise Knick-Senk-Spreiz-Füße sowie unrunde Bewegungsabläufe aufgrund von Beschwerden in der Hüfte oder am Sprunggelenk das Knie zusätzlich belasten. Und vor dem Hintergrund, dass Ihr Kniegelenk ohnehin bereits die Hauptlast bei allen Geh-, Lauf- und Sprungbewegungen trägt, ist klar, weshalb es über jedes überflüssige Pfund froh ist, das es nicht auch noch stemmen muss.

Jegliche Über- und Fehlbelastung sowie eine Instabilität des Gelenks führen zum verstärkten Abrieb des Knieknorpels und damit langfristig zu einer sogenannten Gonarthrose. Das Knie ist nach der Hüfte das zweithäufigste von Verschleiß betroffene Gelenk. Da dies in der Regel ein langsam fortschreitender Prozess ist, merken Sie anfangs kaum etwas davon. Mit zunehmendem Verlust der Knorpelschicht treten schließlich Beschwerden auf: Das Knie knirscht und knackt beim Aufstehen oder Treppensteigen und fühlt sich schwergängig an. Während es zu Beginn nur bei Belastung schmerzt und anschwillt, kann es später auch in Ruhe Probleme bereiten. Ziel der Behandlung ist, durch verschiedene konservative Therapiemaßnahmen den oft nicht vermeidbaren Einsatz einer Teil- oder Vollprothese so lange wie möglich hinauszuzögern. Dabei helfen Physiotherapie, um das Gelenk beweglich zu halten, Bandagen und individuelle Einlegesohlen, um das Knie zu entlasten.

Beachten Sie außerdem, dass Sie Ihr Knie zwar bewegen, jedoch nicht belasten sollten. Dazu eignen sich am besten Sportarten wie Walking, Radfahren und Schwimmen. Mit einem gezielten Work-out können Sie zudem die Funktion und Kraft des Gelenks verbessern. Diesbezüglich bedienen Sie sich am besten an den Übungen auf den folgenden Seiten, durch die Sie Ihr größtes Körpergelenk noch lange in Schuss halten können.

ÜBUNGEN FÜR DAS

KNIEGELENK

Kniemobilisation in Rückenlage

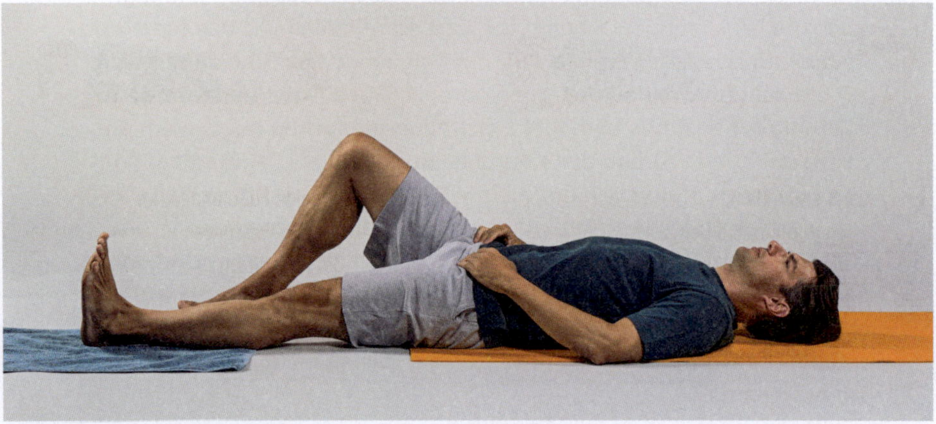

1 Legen Sie sich flach auf den Rücken, ein Bein ist aufgestellt. Das andere Bein strecken Sie aus und legen den Fuß auf ein ausgebreitetes Handtuch ab.

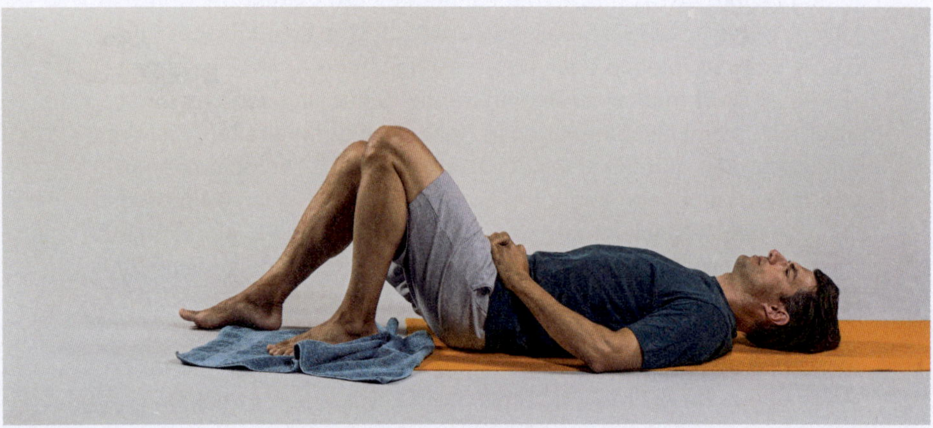

2 Rutschen Sie mit der Ferse eines Beins so weit wie möglich zum Gesäß und spannen Sie währenddessen bewusst die Oberschenkelrückseite an. Nun rutschen Sie mit dem Fuß wieder nach vorn, bis das Kniegelenk komplett gestreckt ist und spannen bewusst die Oberschenkelvorderseite an.

Beinbeugung in Bauchlage

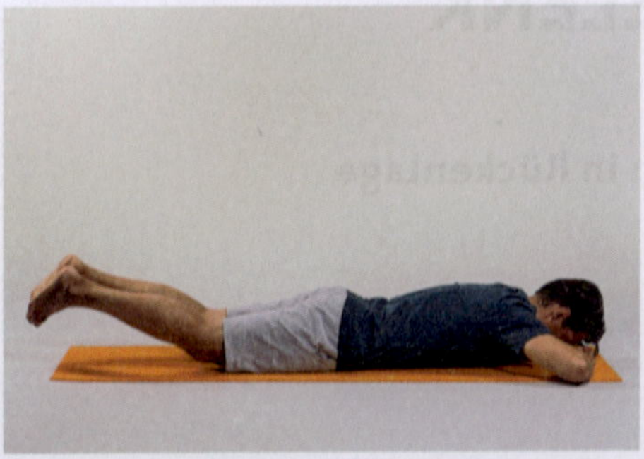

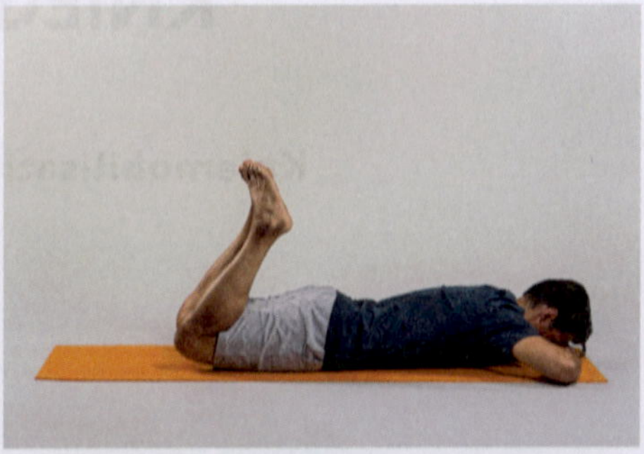

1 Legen Sie sich flach auf den Bauch. Ihr Kopf liegt auf den Händen, die Beine sind gestreckt und leicht angehoben, die Füße angewinkelt.

2 Heben Sie beide Füße und Knie vom Boden ab und bringen Sie Ihre Fußspitzen zusammen. Ohne den Kontakt der Fußspitzen zu verlieren oder den Boden zu berühren, beugen und strecken Sie die Kniegelenke maximal.

Standwaage

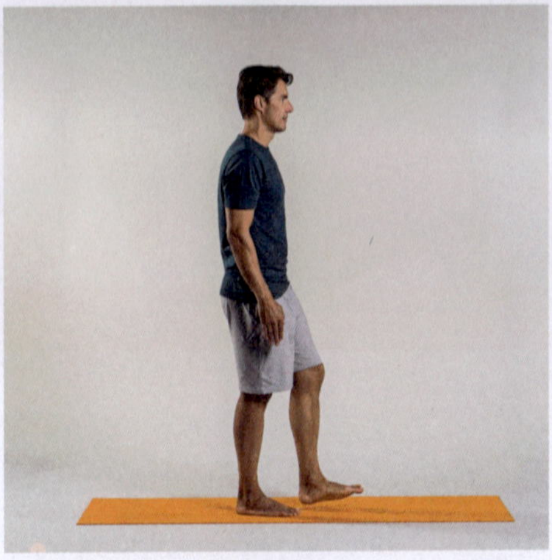

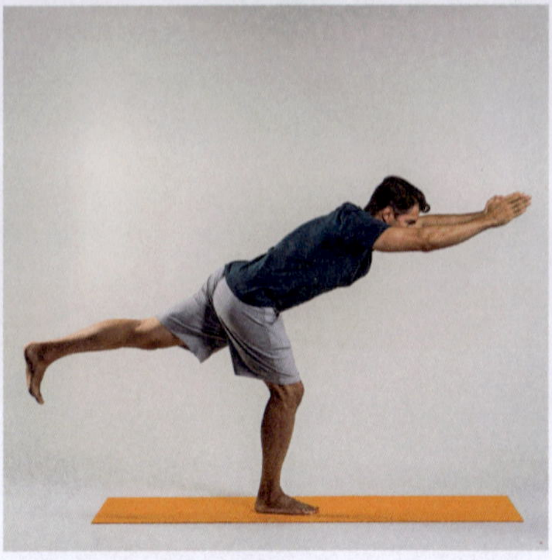

1 Stellen Sie sich auf ein Bein, ideal in Form des 3-Punkt-Stands, das heißt, Sie sollten Ihren Fuß unter dem Groß- und Kleinzehenballen sowie unter der Mitte der Ferse am Boden belasten.

2 Nun bringen Sie Ihren Oberkörper mit gestreckten Armen und das gestreckte freie Bein in die Schwebe. Dabei dürfen Sie das Knie des Standbeins leicht beugen, damit die Hüfte immer neutral geschlossen bleibt. Sobald Sie einen Zug auf der Oberschenkelrückseite des Standbeins spüren, kommen Sie zurück in den Stand.

Kniebeuge in Schrittstellung

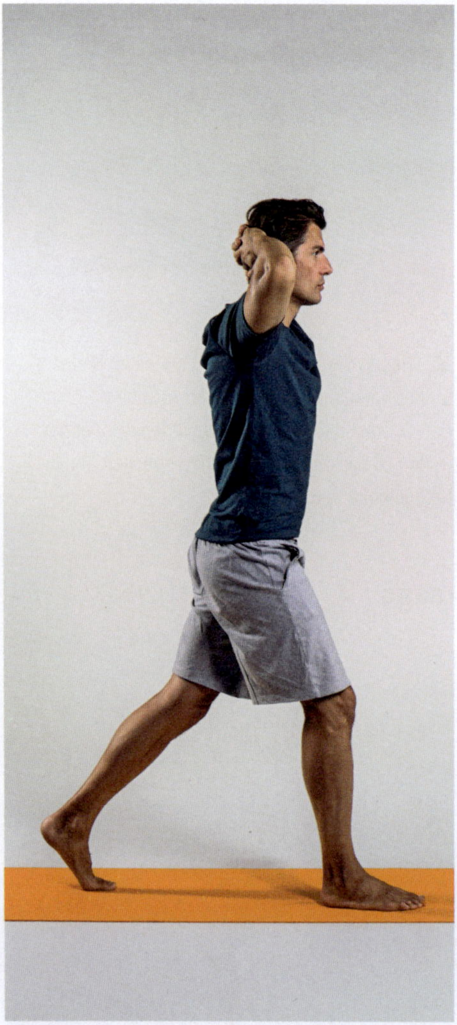

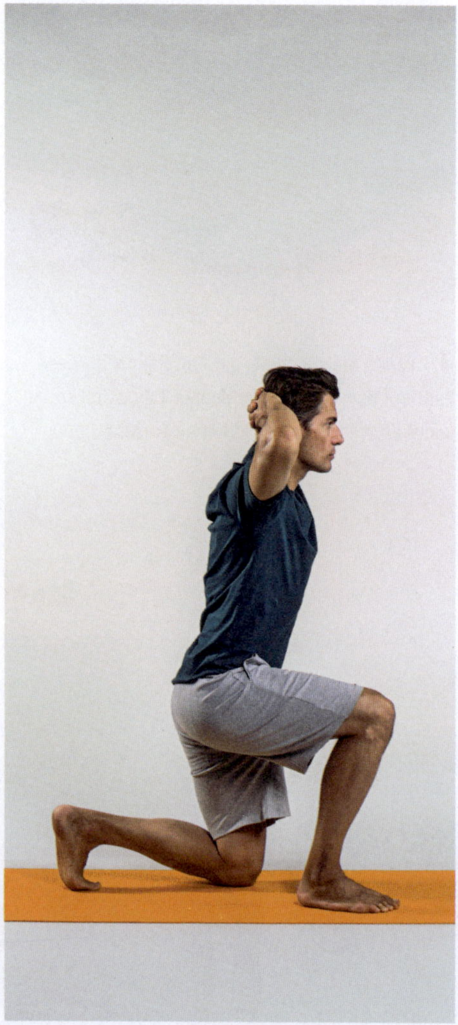

1 Stellen Sie sich in Schrittstellung auf, wobei die Standbreite hüftbreit sein sollte. Verlagern Sie Ihr Gewicht auf das vordere Bein, sodass sich die Ferse des hinteren Beins vom Boden löst.

2 Nun gehen Sie so weit in die Kniebeuge, bis das hintere Knie den Boden berührt. Danach kommen Sie über eine vollständige Knie- und Hüftgelenkstreckung wieder in den Stand. Sollte die Ferse des vorderen Fußes nach oben kommen, müssen Sie eine größere Schrittlänge wählen. Spüren Sie einen Zug in der vorderen Hüfte des hinteren Beins, müssen Sie eine geringere Schrittlänge wählen.

Kniebeuge mit Stuhl

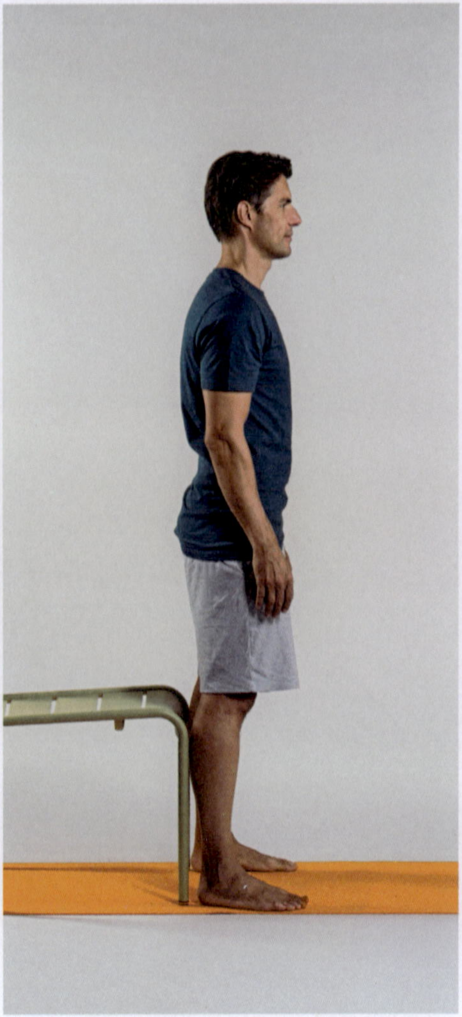

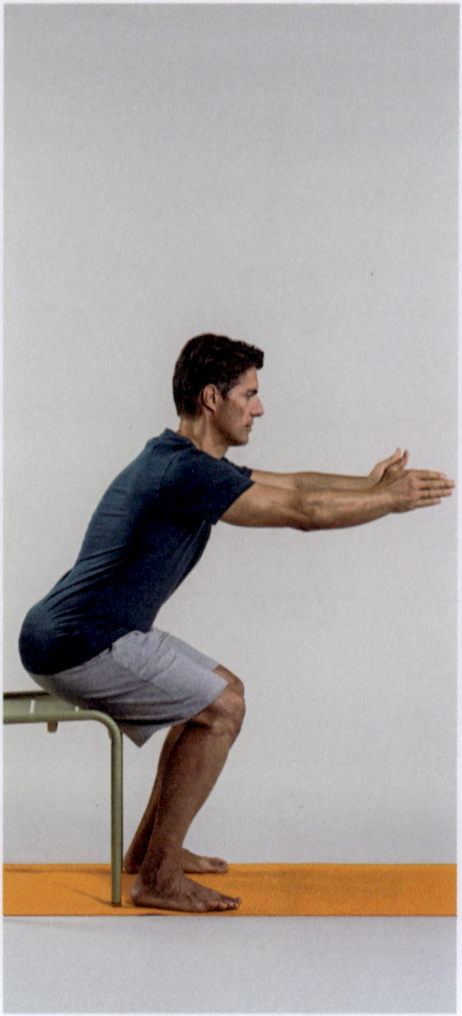

1 Stellen Sie sich mit den Beinen dicht an einen Stuhl. Die Arme hängen entspannt herab. Die Füße sollten etwas weiter als schulterbreit auseinanderstehen und mit den Spitzen leicht nach außen zeigen.

2 Mit gestreckten Armen senken Sie das Gesäß so weit ab, dass es die Sitzfläche berührt. Danach kommen Sie wieder in den Stand. Achten Sie während der gesamten Bewegungsausführung darauf, den Oberkörper gerade zu halten und mit den Knien stets über den Fußachsen zu bleiben.

Kniebeuge vor einer Wand

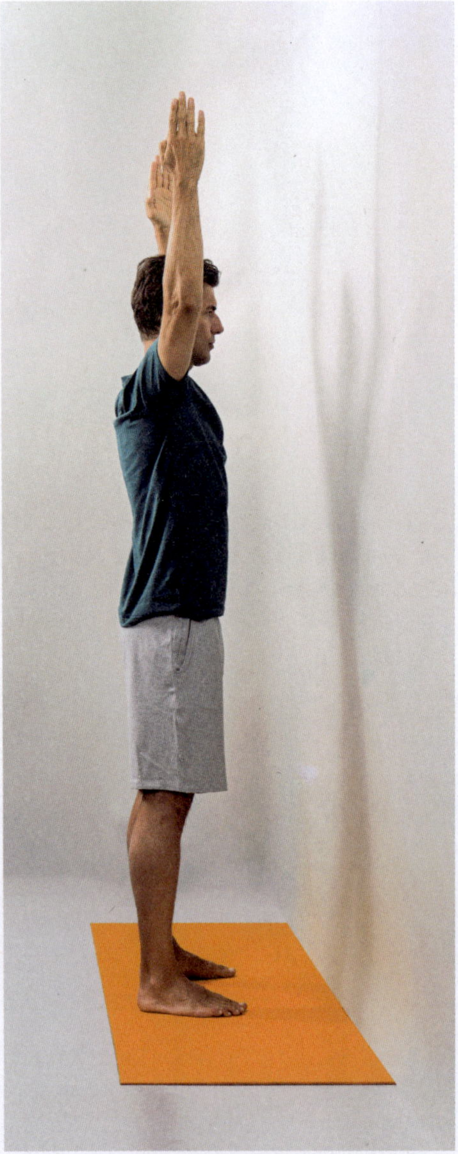

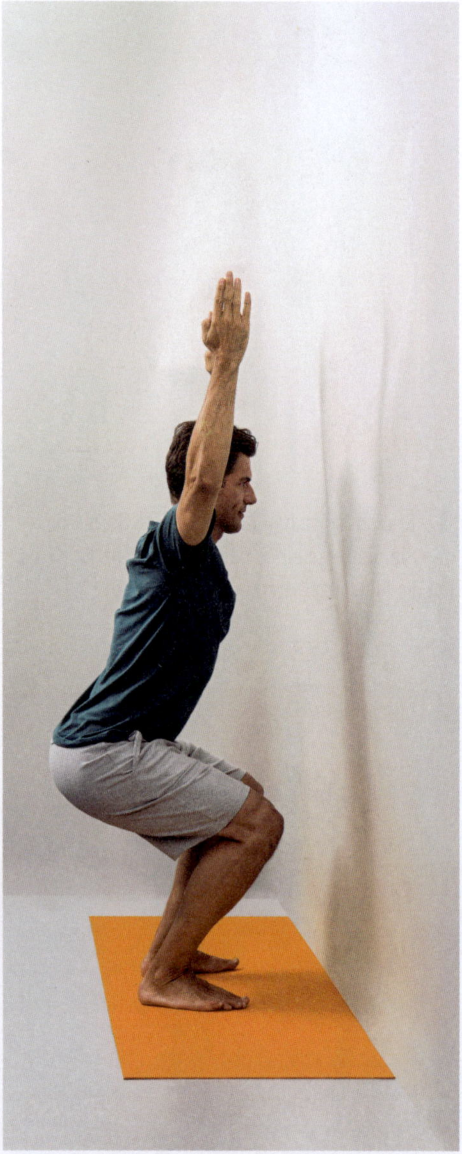

1 Stellen Sie sich vor eine Wand und strecken Sie die Arme nach oben, sodass Ihre Handaußenkanten zur Wand zeigen. Achten Sie darauf, nicht in ein Hohlkreuz zu kippen.

2 Gehen Sie so tief in die Kniebeuge, dass Sie die Wand fast berühren. Ist der Abstand zwischen Händen und Wand recht groß, stellen Sie sich so nah heran, dass Sie eine Spannung in Ihrem Rücken merken.

Dehnung Oberschenkelrückseite auf einem Stuhl

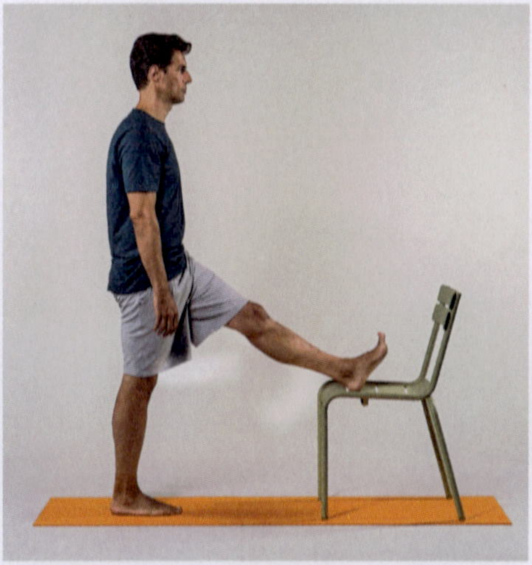

1 Stellen Sie sich gerade vor einen Stuhl und legen Sie die Ferse eines Beins auf die Sitzfläche, wobei die Fußspitze gerade nach oben zeigt.

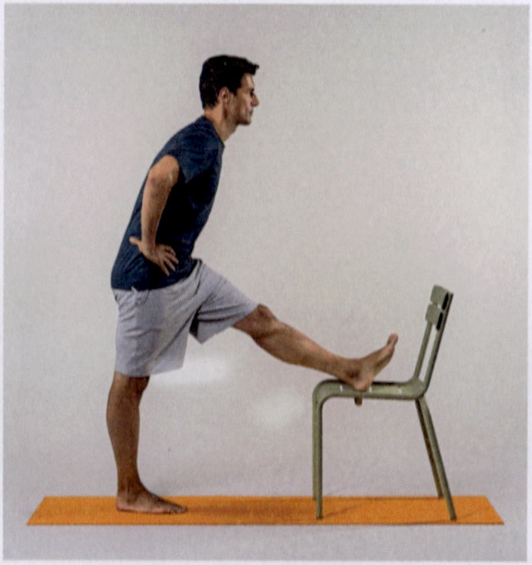

2 Lehnen Sie sich mit geradem Oberkörper so weit nach vorn, bis Sie eine Spannung in der Oberschenkelrückseite spüren.

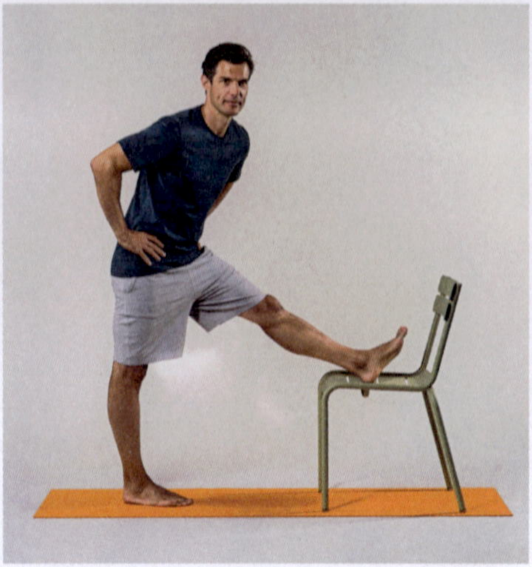

3 Nachdem Sie diese Position ein paar Atemzüge gehalten haben, lassen Sie die Fußspitze in Position und drehen Sie den Oberkörper leicht nach rechts.

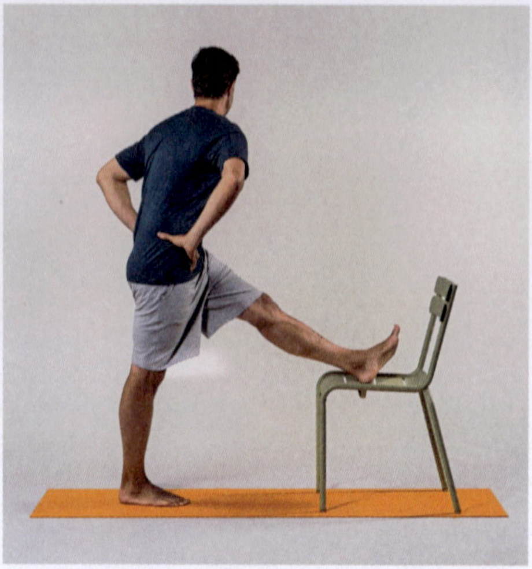

4 Nach ein paar Atemzügen Haltezeit drehen Sie Ihren Oberkörper nach links. Achten Sie darauf, dass auch das Standbein gestreckt bleibt und dessen Fußspitze stets gerade nach vorn zeigt.

Dehnung Oberschenkelvorderseite in Seitlage („Brezel-Dehnung")

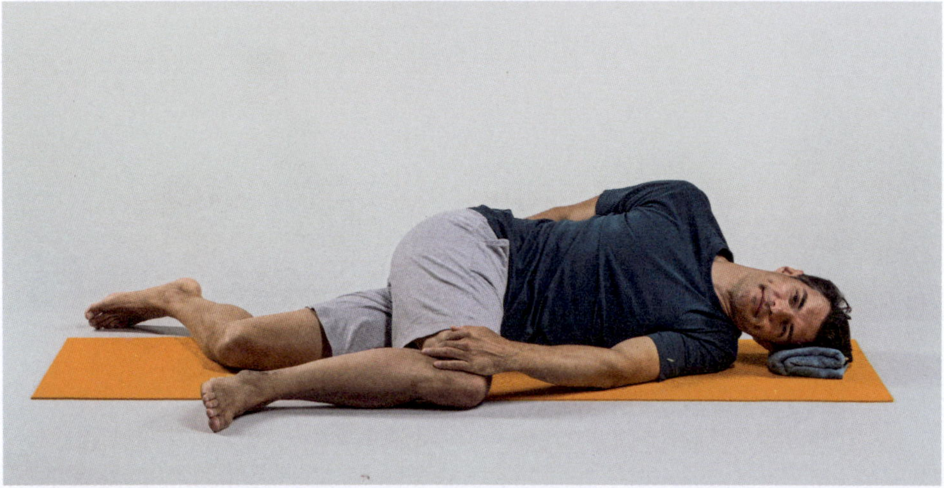

1 Legen Sie sich auf die Seite, den Kopf auf ein Handtuch abgelegt. Beide Kniee und das Hüftgelenk des oberen Beines sind angewinkelt. Achten Sie beim oberen Bein auf einen rechten Winkel und dass es leicht versetzt abgelegt ist. Drücken Sie mit der unteren Hand das obere Knie Richtung Boden.

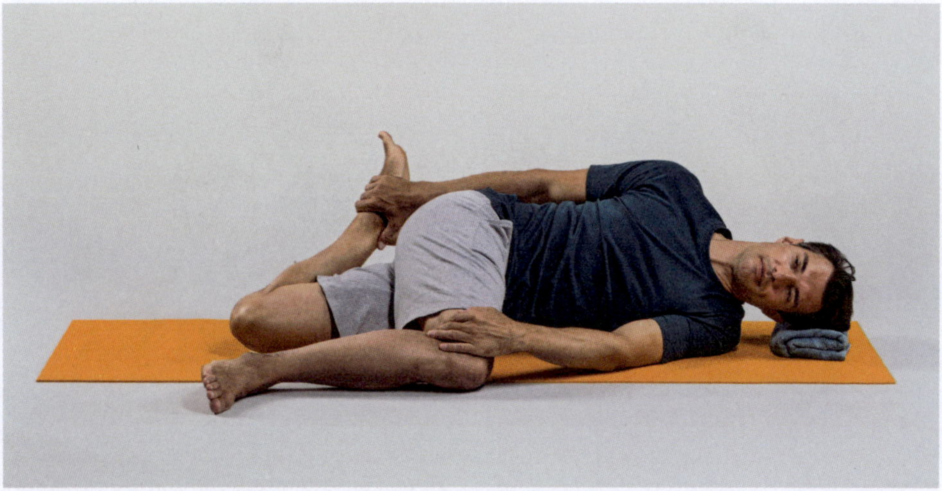

2 Fassen Sie das Sprunggelenk des unteren Beins und ziehen Sie die Ferse so weit nach hinten, bis Sie eine Spannung auf der Oberschenkelvorderseite spüren. Drehen Sie sich dabei mit dem Oberkörper leicht in Richtung des unteren Fußes, ohne den Bodenkontakt des oberen Knies zu verlieren.

Dehnung Oberschenkelvorderseite in Seitlage

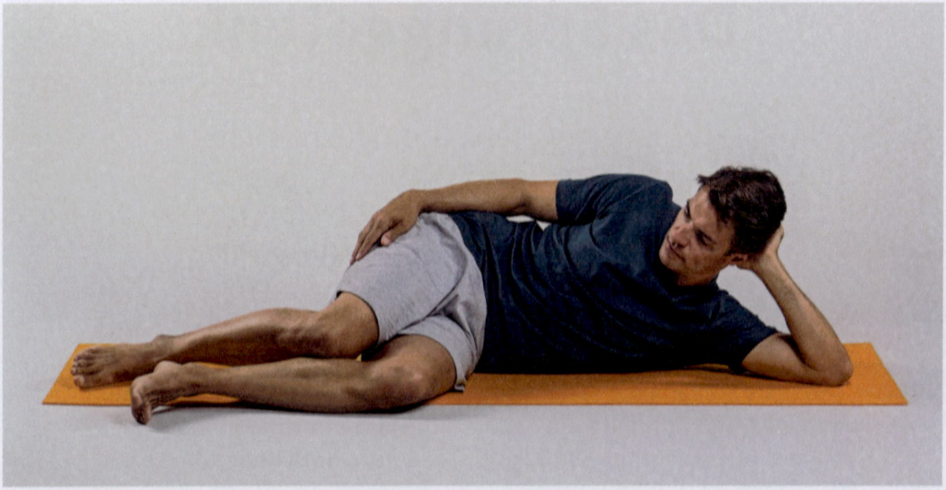

1 Legen Sie sich mit angewinkelten Beinen auf die Seite. Das Knie- und das Hüftgelenk des unteren Beins sind im rechten Winkel gebeugt. Der Kopf wird vom unteren Arm abgestützt.

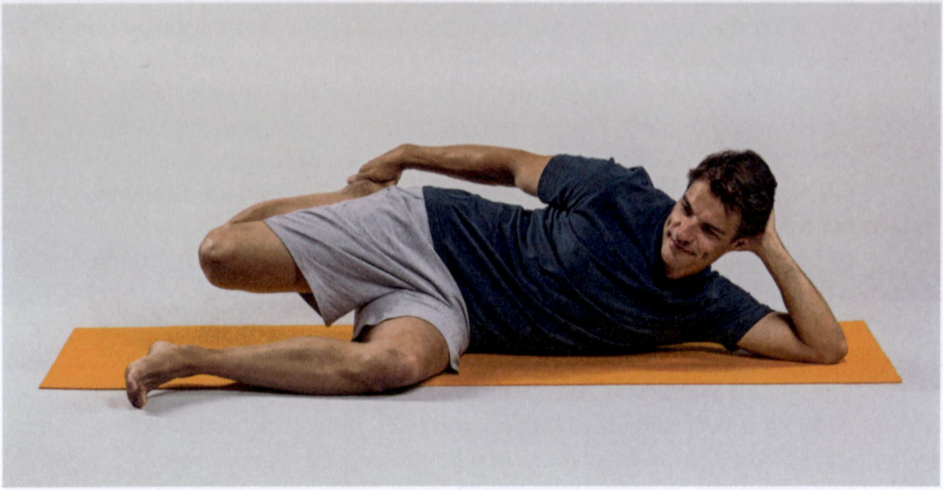

2 Fassen Sie das Sprunggelenk des oberen Beins und ziehen Sie die Ferse so weit nach hinten, bis Sie eine Spannung auf der Oberschenkelvorderseite spüren. Achten Sie darauf, dass die Oberschenkel und Knie einen etwa hüftbreiten Abstand zueinander haben.

Starker Träger: Das Sprunggelenk

Das Sprunggelenk ermöglicht nicht nur Springen und Hüpfen, sondern auch Gehen und Laufen. Zudem trägt es das gesamte Körpergewicht.

Gelenke, Muskeln, Sehnen und Bänder des Fußes und des Unterschenkels stellen eine faszinierende Einheit dar, die dem Menschen ein feines und optimal aufeinander abgestimmtes Zusammenspiel bei der Fortbewegung ermöglicht. Ein zentraler Bestandteil dieses Konstrukts ist das Sprunggelenk. Es verbindet als Hauptgelenk des Fußes die Unterschenkelknochen mit den Fußknochen. Sind Sie auf Ihren Füßen unterwegs, liegt alle Last auf der Gelenkfläche Ihres Sprunggelenks, die gerade einmal etwa 12 Quadratzentimeter groß ist. Und hüpfen Sie dann noch über ein Hindernis oder stolpern über selbiges, muss diese kleine Fläche sogar ein Vielfaches des Körpergewichts auffangen.

Doch das Sprunggelenk ist nicht nur an jedem Ihrer Schritte und Sprünge beteiligt, sondern auch für die Koordination zuständig. Spezielle Rezeptoren in den Bändern und Muskeln des Gelenks ermöglichen die sogenannte Propriozeption, indem sie den jeweiligen Dehnungszustand der Strukturen messen und den aktuellen Stand ständig Ihrem Gehirn mitteilen. Dieses Wissen um die genaue Stellung Ihres Sprunggelenks ist wichtig für Ihr Gleichgewicht und die Balance, damit Sie auch auf unebenem Gelände schnell und sicher unterwegs sind.

Es mag Sie überraschen, aber wir haben an jedem Fuß tatsächlich zwei Sprunggelenke: ein oberes und ein unteres. Das untere Sprunggelenk besteht aus Sprung- und Fersenbein und erlaubt Ihnen, Ihren Fuß seitlich zu kippen und nach innen und außen zu schwenken. Es ist insgesamt weniger beweglich als das obere Sprunggelenk, mit dessen Hilfe Sie Ihren Fuß heben und senken können. Damit sind das Abrollen des Fußes beim Gehen und Laufen sowie das Abstoßen beim Springen in die Höhe Sache des oberen Sprunggelenks. Es handelt sich dabei um ein Scharniergelenk, wobei die unteren Enden des Schien- und Wadenbeins die Sprunggelenksgabel und der Sprungbeinknochen den Gelenkkopf bilden.

Für die Gelenkfunktion ist allerdings zum allergrößten Teil das Schienbein zuständig, da es als tragendes Gelenkteil des Knies die Kräfte vom Knie auf den Fuß überträgt. Die Sprunggelenke sind umgeben von der Gelenkkapsel, in der sich die Gelenkflüssigkeit befindet. Diese erleichtert die Bewegungen des Gelenks, ernährt den Knorpel und dämpft Stöße ab. Für stabile Verhältnisse des Sprunggelenks sorgen eine ganze Menge Haltebänder. Die wichtigsten sind die Syndesmose zwischen Schien- und Wadenbein, das Innenband, das fächerförmig vom Innenknöchel zu den Fußwurzelknochen zieht, sowie die drei Außenbänder.

Dreifache Sicherung

Die Überdehnung der Außenbänder sowie Außenbandrisse am Sprunggelenk gehören zu den häufigsten Verletzungen überhaupt. Vom Außenknöchel, also der Spitze des Wadenbeins, laufen insgesamt drei Bänder zum Sprungbein und zur Ferse. Dabei zieht ein Band nach vorn, eins nach unten und eins nach hinten. Wenn Sie auf unwegsamem Gelände oder am Bordstein mit dem Fuß umknicken, reißt in den allermeisten Fällen das Ligamentum fibulotalare anterius, das vom Außenknöchel horizontal nach vorn zum Sprungbein zieht. Dies ist zumeist von starken stechenden Schmerzen und einer rasch einsetzenden Schwellung begleitet.

Eine unbehandelte Bandverletzung kann zu einer andauernden Instabilität mit immer wieder auftretenden Zerrungen oder Fasereinrissen der Bänder führen. Deshalb sollten Sie nach einem Umknicken zügig vorgehen, auch wenn äußerlich vielleicht noch wenig von der Verletzung zu sehen ist und die Schmerzen sich in Grenzen halten. Handeln Sie schon, bevor Sie einen Arzt aufsuchen, nach der sogenannten PECH-Regel (siehe Seite 25). Damit die verletzten Bandstrukturen wieder gut heilen können, verordnet Ihr Arzt Ihnen eine spezielle Orthese für Ihr Sprunggelenk. Diese sollten Sie je nach Ausmaß der Verletzung vier bis sechs Wochen konsequent tragen. Diese Schienen haben den Vorteil, dass sie die normale Gehbewegung zwar erlauben, die lädierten Bänder aber durch eine Einschränkung – vor allem der Hebung des inneren Fußrandes (sogenannte Supination) – schonen. Bei sehr starken Schmerzen kann es anfangs auch erforderlich sein, den Fuß für einige Tage durch den Einsatz von Unterarmgehstützen komplett zu entlasten. Genau wie das Außenband kann auch das Innenband – das sogenannte Deltaband – am Sprunggelenk reißen, wenn Sie mit dem Fuß nach außen umknicken. Dies kommt deutlich seltener vor als das Umknicken nach innen, führt aber genau wie ein Außenbandriss zu einem verminderten Halt im Sprunggelenk. Auch die weiteren Symptome sind ähnlich wie bei einem Außenbandriss, nur dass Schmerz, Schwellung und eventuell Blauverfärbung beim Deltabandriss auf der Innenseite lokalisiert sind. Bei der Therapie kommt es darauf an, wie viele der vier Bänderanteile lädiert sind. Meistens ist eine konservative Therapie ausreichend, falls aber das gesamte Band kaputt oder knöchern ausgerissen sein sollte, ist eine Operation nötig.

Der Syndesmosenbandriss

Bei einem isolierten Riss des Außenbands am Sprunggelenk ist in der Regel keine Operation erforderlich. Besteht der Verdacht auf einen Knochenbruch oder eine Absprengung eines Knochenstücks, veranlasst Ihr Arzt ein Röntgenbild als Entscheidungsgrundlage für die weitere Behandlung. Können Sie kaum noch auf dem Fuß auftreten, haben starke Schmerzen und Ihr Sprunggelenk fühlt sich instabil an, ist auch ein MRT indiziert, um beurteilen zu können, wie viele Bänder verletzt sind und ob auch die Syndesmose betroffen ist. Die Syndesmose ist eine kräftige Bandverbindung zwischen Schien- und Wadenbein direkt oberhalb des Sprunggelenks. Sie verhindert, dass Schien- und Wadenbein bei Belastung auseinanderweichen.

Reißt beim Umknicken des Fußes die Syndesmose, klafft die „Schienbein-Wadenbein-Gabel" auseinander, wodurch das Sprungbein seine Führung verliert. Eine dadurch bedingte Fehlbelastung kann auf Dauer zu einer Arthrose führen, weshalb ich diese Verletzung von Anfang an konsequent behandele. Ist die Syndesmose nur teilweise gerissen und bietet noch genügend Halt, ist in der Regel eine sechswöchige Ruhigstellung erforderlich. Bei einer kompletten Ruptur und damit bedingter Instabilität ist eine Operation unumgänglich, damit der Bandkomplex wieder stabil ausheilen kann. Bei diesem Eingriff näht der Operateur die zerstörten Bänder wieder zusammen und verbindet das Schien- mit dem Wadenbein durch eine Schraube oder ein spezielles Flaschenzugsystem.

KNOCHENSCHWUND AM SPRUNGGELENK: Bei einer Osteochondrosis dissecans stirbt Knochengewebe unter dem Knorpel am Rand des Sprungbeins ab. Der Prozess beginnt, indem sich Wasser in das Knochengewebe einlagert und ein schmerzhaftes Ödem entsteht. Bei Jugendlichen heilt dies häufig folgenlos aus, bei Älteren kann es zur Zerstörung der Gelenkfläche führen. Die Therapie hängt vom Stadium der Erkrankung ab und erstreckt sich von Ruhigstellung bis zur Operation.

Knochenbruch: Gips oder OP?

Zwar können sich auch Krankheiten wie Gicht oder Rheuma (siehe Seite 34) am Sprunggelenk manifestieren, im Vordergrund in der orthopädischen Praxis stehen aber eindeutig akute Verletzungen. Dazu zählen neben den Bänderverletzungen auch Knochenbrüche am Sprunggelenk. Diese entstehen häufig durch einen Sturz, einen Tritt gegen das Wadenbein, einen Verkehrsunfall oder ein heftiges Umknicken. Haben Sie daraufhin neben Schmerzen und einer Schwellung des Sprunggelenks Probleme, den Fuß zu bewegen und zu belasten, oder verspüren zudem Gefühlsstörungen, sollten Sie in jedem Fall direkt einen Arzt aufsuchen. Ein Röntgen- und MRT-Bild verschaffen Klarheit über die genaue Art und Lokalisation des Bruchs.

In Deutschland ist die Weber-Klassifikation die gebräuchlichste Einteilung für Knochenbrüche am Sprunggelenk, weshalb Mediziner diese auch als „Weber-Frakturen" bezeichnen. Die Weber-Klassifikation teilt die Brüche je nach Höhe des Wadenbeinbruchs in Bezug zur Syndesmose ein: Der Weber-A-Bruch liegt unterhalb der intakten Syndesmose, der Weber-B-Bruch auf Höhe der intakten oder gerissenen Syndesmose und der Weber-C-Bruch oberhalb der verletzten Syndesmose. Haben Sie sich eine Weber-B- oder Weber-C-Fraktur zugezogen, bleibt zumeist nur eine operative Versorgung. Bei Weber-A-Frakturen, bei der die zwei Bruchstücke nicht verschoben sind und die Syndesmose unverletzt geblieben ist, ist eine konservative Therapie mit mehrwöchiger Ruhigstellung des Sprunggelenks in Gips oder einer speziellen Orthese zu empfehlen.

Verschleiß durch Vorverletzungen

Wie prinzipiell an jedem Gelenk des menschlichen Körpers kann sich auch am Sprunggelenk eine Arthrose ausbilden. Obwohl es auf relativ kleiner Fläche extrem viel Gewicht stemmen muss, ist es weniger anfällig für einen Verschleiß als die Hüfte oder das Knie. Zeigen sich am Sprunggelenk arthrotische Veränderungen, sind diese zumeist Folge früherer Verletzungen. Durch verbleibende Unregelmäßigkeiten an der Gleitfläche des Gelenks kommt es zum verstärkten Abrieb der Knorpelschicht. Auch Entzündungen durch Rheuma, Gicht oder andere Stoffwechselstörungen greifen den Knorpel an und führen zur Arthrose, genauso wie eine dauerhafte mechanische Mehrbelastung des Gelenks durch Fußfehlstellungen oder Übergewicht.

Eine Sprunggelenksarthrose äußert sich anfangs in Beschwerden bei Belastung durch Sport oder längere Gehstrecken sowie einem „Anlaufschmerz“, das heißt, dass die ersten Schritte nach längerem Sitzen oder Liegen unangenehm sind. Im fortgeschrittenen Stadium schmerzt das Sprunggelenk auch in Ruhe, wird entsprechend geschont und dadurch immer weniger beweglich. Führen konservative Maßnahmen nicht mehr zur Linderung, gibt es verschiedene operative Verfahren, mit dem Ziel, dass Sie sich wieder beschwerdefrei bewegen können. Dazu gehören vor allem die Gelenkversteifung sowie die Implantation eines künstlichen Gelenks. Sprunggelenksprothesen haben sich noch nicht so bewährt wie Hüft- und Knieprothesen, stellen aber heutzutage für einige Betroffene eine gute Therapieoption dar. Damit es dazu aber erst gar nicht kommt, werden Sie aktiv mit und für Ihre Gelenke. Die Übungen auf den folgenden Seiten bieten Ihnen genügend Input für dauerhaft einsatzbereite Sprunggelenke. Die Devise heißt auch hier: konsequent dranbleiben!

GELENKSCHUTZ DURCH TRAINING: Um das Sprunggelenk bei seiner Arbeit bestmöglich zu unterstützen und ein (weiteres) Umknicken zu verhindern, empfehle ich ein sogenanntes Propriozeptionstraining: Mit Hilfsmitteln wie dem „Balance Board“ oder „Kippelbrett“ stärken Sie Ihre Muskeln und Bänder, fördern Ihre Selbstwahrnehmung und machen Ihr Sprunggelenk insgesamt stabiler – und das ganz nebenbei, zum Beispiel beim Einbeinstand auf dem „Balance Pad“ während des Zähneputzens.

ÜBUNGEN FÜR DAS

SPRUNGGELENK

Sprunggelenk-Mobilisation vor einer Wand

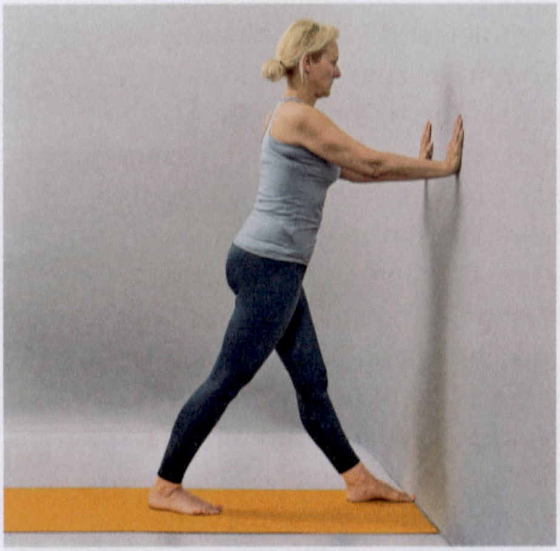

1 Stellen Sie einen Fuß vor die Wand. Wichtig ist, dass Sie den Abstand zur Wand so wählen, dass die Fersen gerade so zu jeder Zeit fest auf dem Boden bleiben.

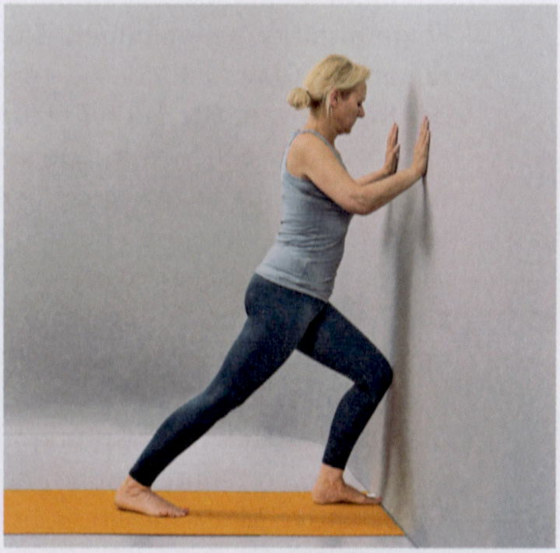

2 Beugen Sie ein Bein so nach vorn, dass Sie mit dem Knie die Wand berühren. Der Oberkörper bleibt gerade.

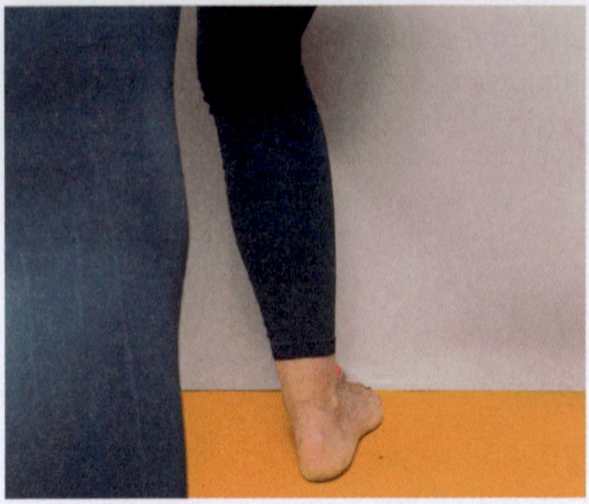

3 Nun bringen Sie das Knie nacheinander über den großen Zeh, den mittleren Zeh (siehe Foto rechts) und den kleinen Zeh.

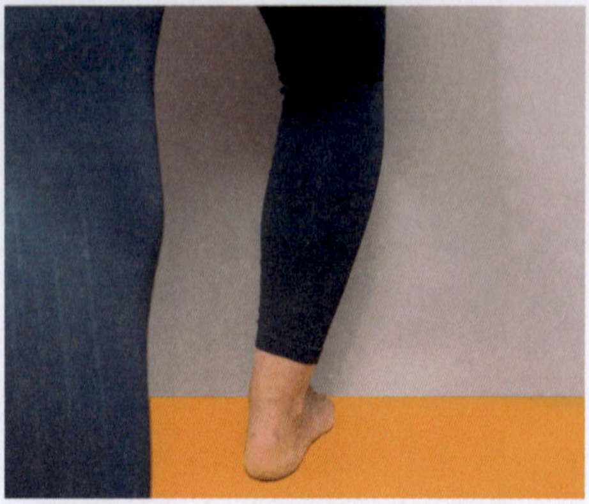

4 Wichtig: Dazwischen strecken Sie das Knie immer wieder zurück in die Startposition.

Wadenheben beidbeinig an der Wand

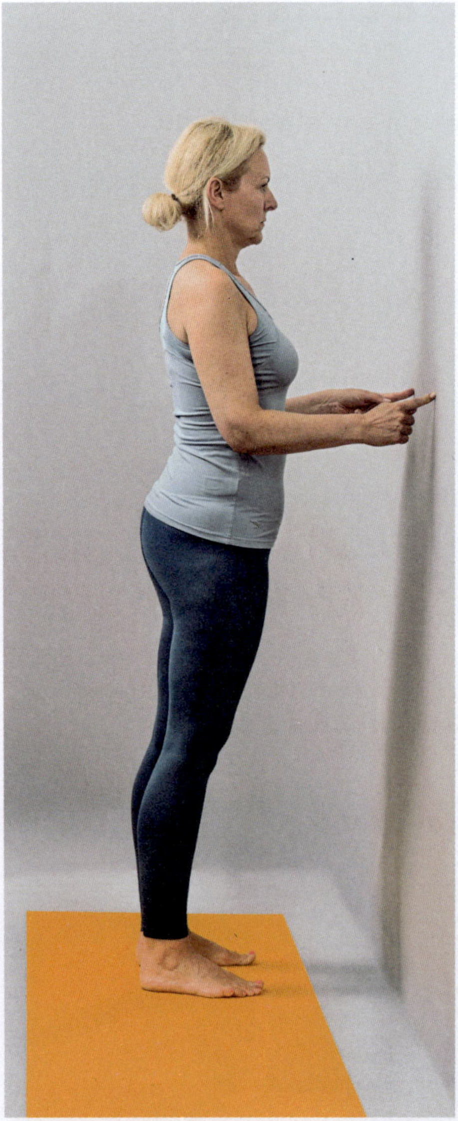

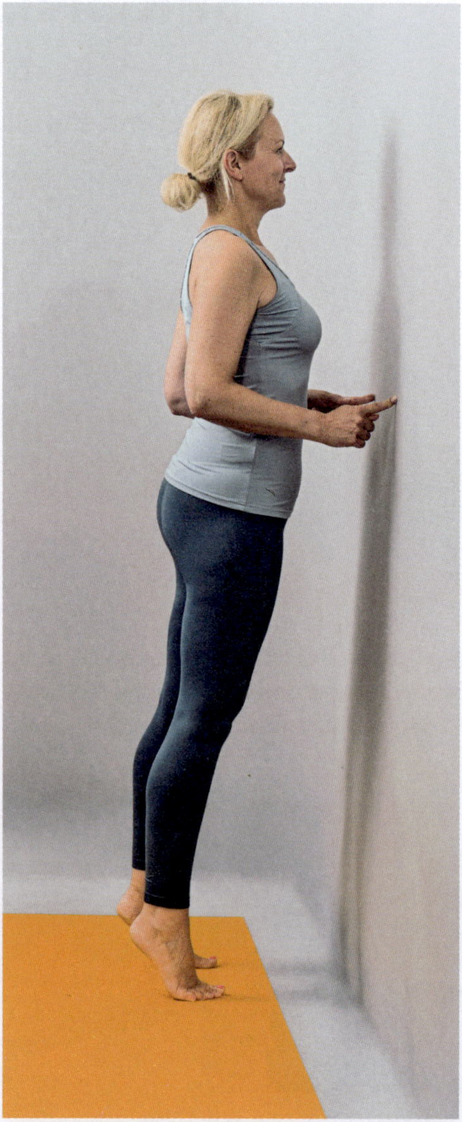

1 Stellen Sie sich hüftbreit vor eine Wand und halten Sie die Fingerspitzen bei angewinkelten Ellbogen (90 Grad) an der Wand.

2 Heben und senken Sie gleichzeitig beide Fersen kontrolliert maximal hoch vom Boden ab, bevor Sie sie langsam wieder absenken. Achten Sie darauf, dass sich der Fuß sauber über seine Mittelachse bewegt und nicht nach innen oder außen ausbricht.

Fußstreckung an der Wand

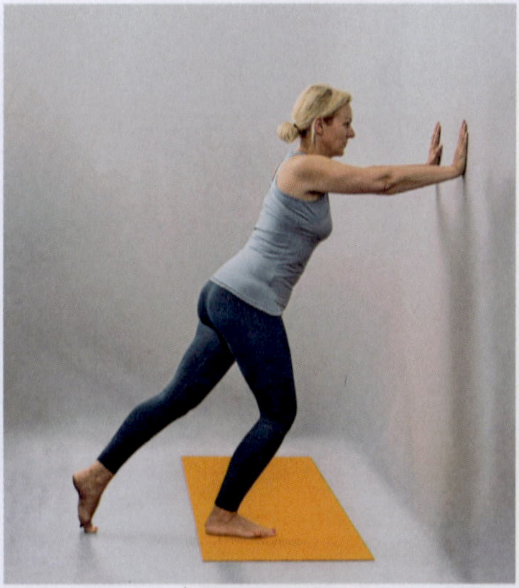

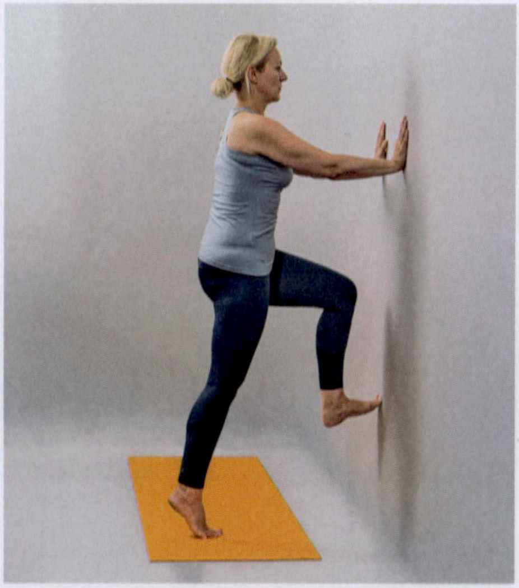

1 Stellen Sie sich in gestreckter Armlänge von einer Wand auf ein Bein und halten Sie mit den Händen auf Schulterhöhe Kontakt zur Wand. Während Sie das freie Bein gestreckt nach hinten führen, beugen Sie leicht Sprung-, Knie- und Hüftgelenk des Standbeins. Halten Sie den Oberkörper gerade.

2 Spüren Sie einen leichten Druck im Knöchel, führen Sie das Knie des freien Beins nach vorn oben, während Sie Sprung-, Knie- und Hüftgelenk des Standbeins vollständig strecken. Dabei wird das Knie des freien Beins gebeugt und nach oben Richtung Wand geführt. Halten Sie den Oberkörper hierbei gerade.

Fußbeugung mit Band

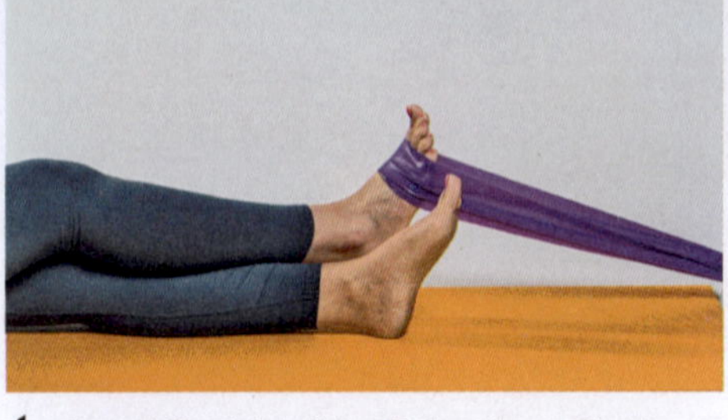

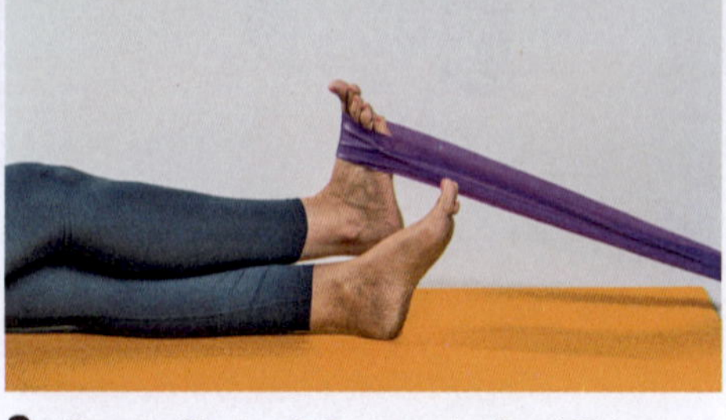

1 Setzen Sie sich auf den Boden, legen Sie ein Bein über das Knie des anderen Beins und führen Sie Ihren oberen Fuß in die Schlaufe eines Widerstandsbands. In der Startposition sollte das Band leicht gespannt und vor dem Fuß angebracht sein.

2 Beugen Sie den Fuß gegen das Band Richtung Körpermitte, ohne den Kontakt zum untergelagerten Bein zu verlieren.

Fuß-Außendrehung mit Band

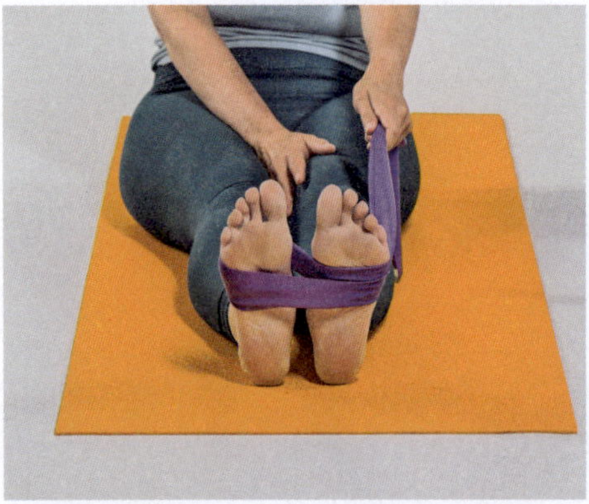

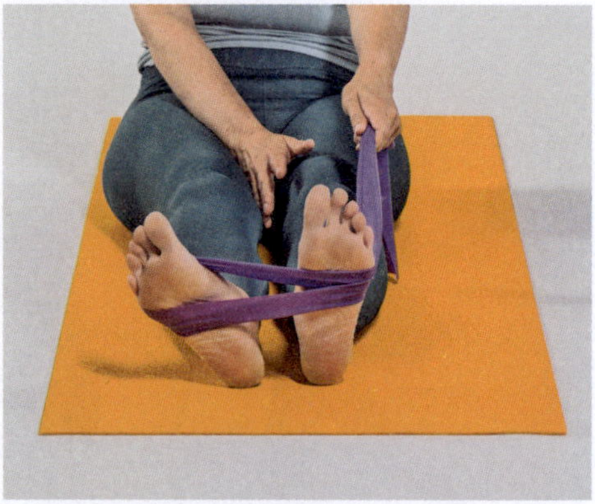

1 Setzen Sie sich auf den Boden und legen Sie die Beine nebeneinander. Führen Sie einen Fuß in die Schlaufe eines Widerstandsbands. Nun führen Sie das Band hinter die Sohle des anderen Fußes und halten es gespannt.

2 Bewegen Sie den Fuß, der sich in der Schlaufe befindet, gegen das Band wiederholt nach außen.

Fuß-Innendrehung mit Band

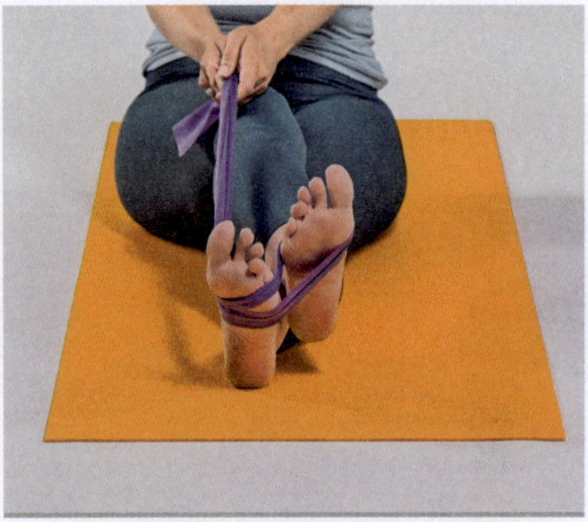

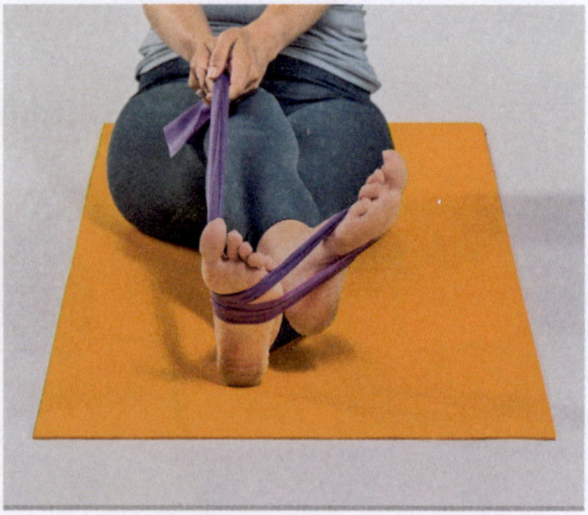

1 Setzen Sie sich auf den Boden, legen Sie ein Bein über das Knie des anderen Beins und führen Sie Ihren oberen Fuß in die Schlaufe eines Widerstandsbands. Führen Sie das Band hinter die Sohle des unteren Fußes und halten Sie es gespannt.

2 Bewegen Sie den oberen Fuß gegen das Band wiederholt nach innen in Richtung des großen Zehs, ohne den Kontakt zum untergelagerten Bein zu verlieren.

Wadenheben im Sitzen

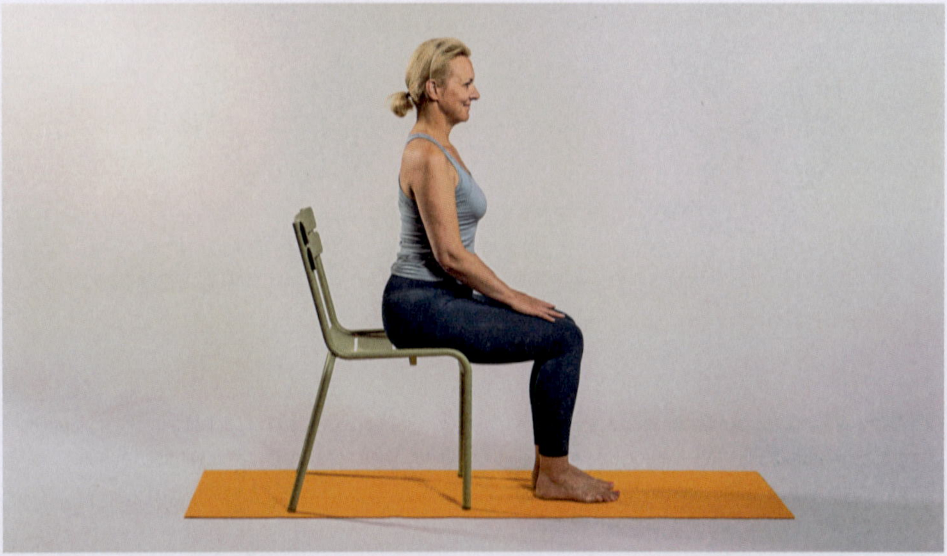

1 Setzen Sie sich auf die Kante eines Stuhls und legen Sie die Handflächen auf Ihre Oberschenkel.

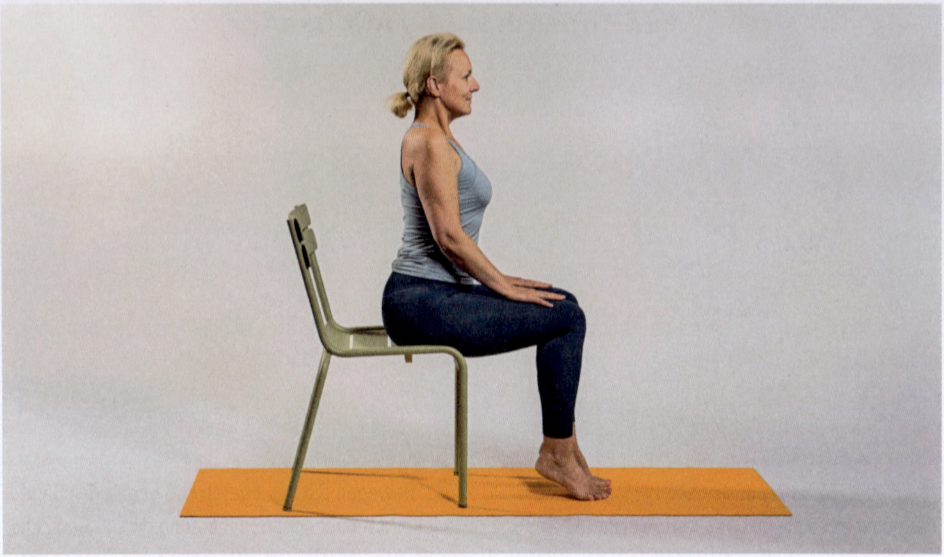

2 Heben Sie beide Fersen so weit vom Boden ab, wie Sie können, bevor Sie sie wieder kontrolliert absetzen. Über den Druck Ihrer Hände bestimmen Sie den Widerstand für Ihre Wadenmuskulatur.

Wadenheben einbeinig an der Wand

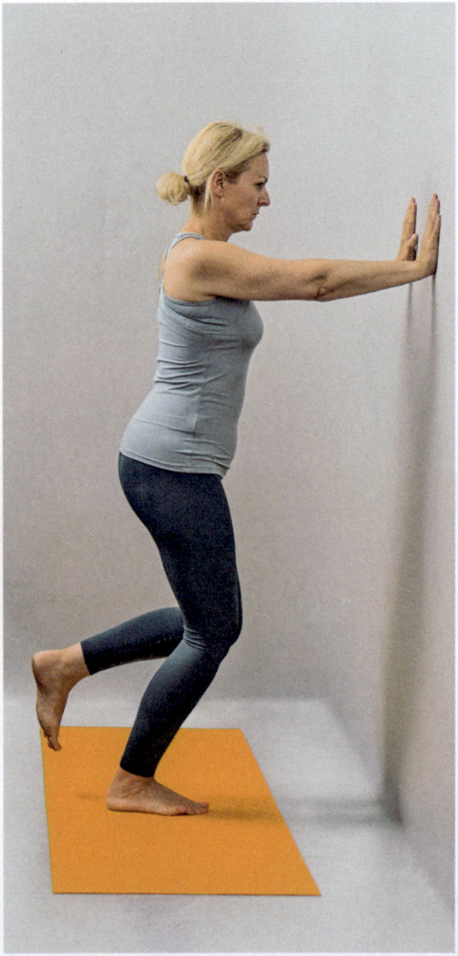

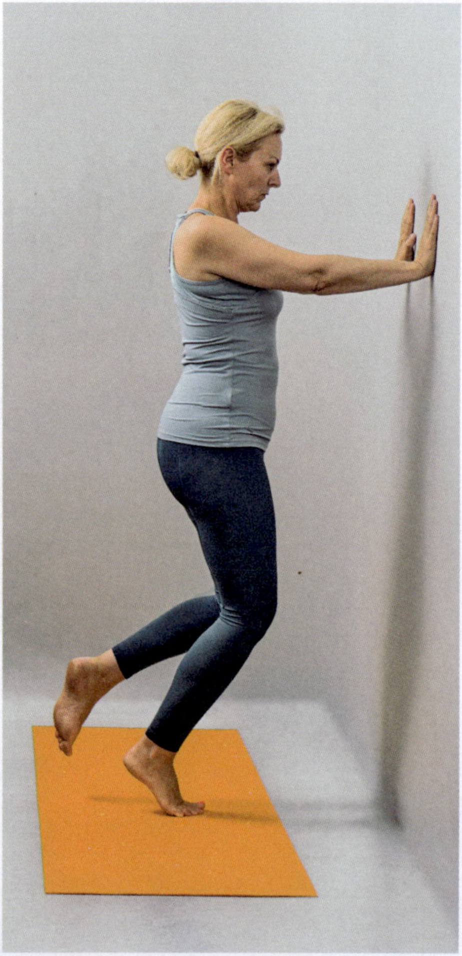

1 Stellen Sie sich in gestreckter Armlänge von einer Wand auf ein Bein und halten Sie mit den Händen auf Schulterhöhe Kontakt zur Wand. Lassen Sie das Knie des Standbeins während der gesamten Übungsausführung leicht gebeugt, das freie Bein bleibt in gleicher Position neben dem Standbein in der Luft.

2 Heben und senken Sie die Ferse des Standbeins kontrolliert maximal hoch vom Boden ab, bevor Sie sie langsam wieder absenken. Achten Sie darauf, dass sich der Fuß sauber über seine Mittelachse bewegt und nicht nach innen oder außen ausbricht.

Dehnung kurze Wade

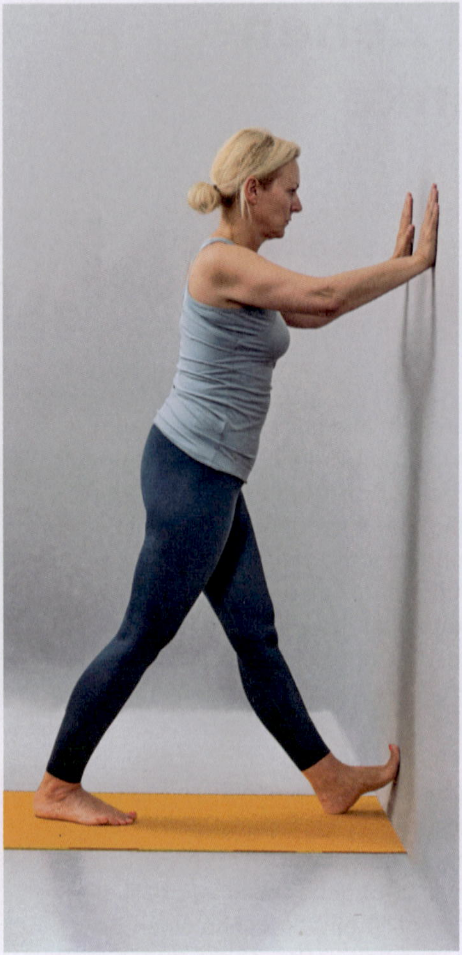

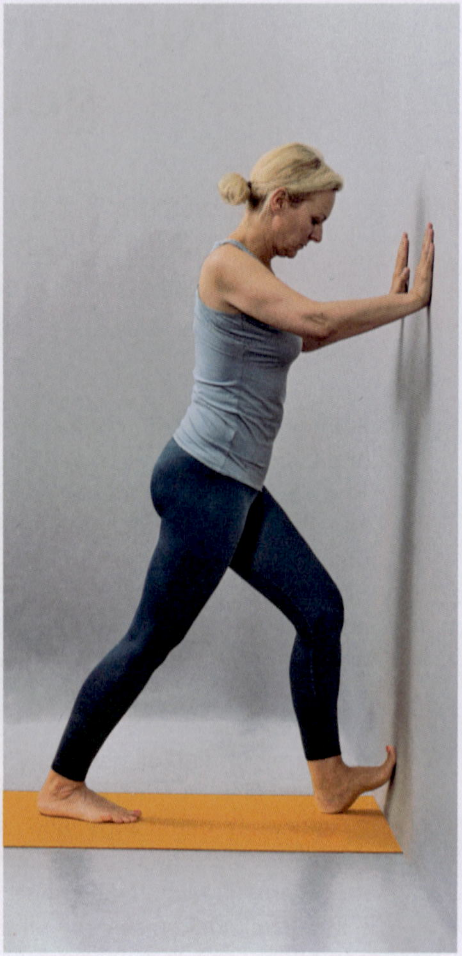

1 Stellen Sie sich in Schrittstellung vor eine Wand und stützen Sie sich dort auf Schulterhöhe mit den Händen ab. Ihr Fuß steht mit der Ferse fest auf dem Boden und der Vorfuß hat Kontakt zur Wand.

2 Beugen Sie nun das vordere Knie, ohne dass die Ferse hochkommt. Sobald Sie eine Spannung im Bereich der Achillessehne spüren, halten Sie diese Position.

Das Fundament: Fuß- und Zehengelenke

Schritt für Schritt tragen sie Sie durchs Leben und doch werden sie oft wenig beachtet. Ihre Fuß- und Zehengelenke haben volle Aufmerksamkeit verdient.

Solange die Füße funktionieren, trampeln alle nur auf ihnen herum und kümmern sich nicht weiter um sie. Zu Unrecht, denn Ihre Füße sind ein wahres Wunderwerk! Eine feine Konstruktion aus 34 Gelenken, 7 Fußwurzelknochen, 5 Mittelfußknochen, über 50 Muskeln, über 100 Bändern und etwa 200 Sehnen sorgt dafür, dass jeder Schritt sitzt, ohne dass Sie viel darüber nachdenken müssen. Aber die Füße tragen nicht nur die gesamte Last Ihres Körpergewichts durch die Welt, sondern sind genauso komplex aufgebaut wie Ihre Hände – und Sie könnten sie sogar bei entsprechender Beübung auch genauso einsetzen.

Damit Ihr Fuß all das, ohne zu knurren, leisten kann, ist er nicht platt wie eine Flunder, sondern mit einem ganz besonderen Kniff ausgestattet: dem Längs- und Quergewölbe. Eine starke dicke Sehnenplatte, die sogenannte Plantaraponeurose, verläuft von der Ferse nach vorn bis fast an die Zehen. Sie spannt den Fuß so auf, dass die Fußwurzelknochen zusammen mit den Mittelfußknochen einen Bogen bilden, das sogenannte Fußlängsgewölbe. Den sogenannten Steigbügel, also das Quergewölbe des Fußes, bilden starre Bänder und flexible Fußmuskeln. Diese können sich, wie alle anderen Muskeln auch, an- und entspannen und damit die Federeigenschaft des Quergewölbes je nach Bedarf härter und weicher einstellen.

Schmerzen, Entzündungen und Schwellungen insbesondere an den kleinen Gelenken der Zehen sind ein klares Symptom einer rheumatoiden Arthritis. Insbesondere bei einer fortgeschrittenen rheumatischen Erkrankung sind fast immer auch die Gelenke an Zehen, Füßen und Sprunggelenken mitbetroffen. Da die Gelenkentzündungen den Knorpel angreifen, führen sie zu einer Arthrose, genau wie dauerhafte mechanische Überlastungen. Deshalb sollten Sie bei Verdacht auf eine rheumatoide Arthritis so früh wie möglich einen Arzt aufsuchen, der eine gezielte Therapie anleiten kann.

Zeigt her eure Füße

Die Stoßdämpferfunktion des Quergewölbes ist wichtig, um die Fußauftritte beim Gehen, Laufen und Springen abzufedern und den Auftritt zu stabilisieren. Barfuß wäre dies ein ideales Training für Ihre kleinen Fußmuskeln, in festes Schuhwerk verpackt sind diese allerdings ruhig gestellt und profitieren nicht davon. Und was passiert mit einem Muskel, den Sie nicht nutzen? Er verkümmert, wird schwächer und irgendwann kann er seine eigentliche Funktion nicht mehr ausüben. Das heißt: Sie können das Quergewölbe nicht mehr halten, es sinkt ab und es entwickelt sich ein Spreizfuß.

Durch das abgeflachte Fußquergewölbe stehen die Mittelfußknochen fächerförmig auseinander und mit der Zeit bildet sich aufgrund der veränderten Belastung eine kräftige Hornhautschicht an den Grundgelenken der zweiten, dritten und vierten Zehe. Das Längsgewölbe zeigt sich durch die feste Plantaraponeurose zwar deutlich beständiger als das Quergewölbe, kann sich auf Dauer jedoch auch aufdehnen, sodass Ihr Fuß immer mehr nach unten drückt. Durch das Absinken des Längsgewölbes entsteht ein Senkfuß, in extremer Form ein Plattfuß, bei dem die Fußsohle unter dem Längsgewölbe massiv unter Belastung steht. Ein Senkfuß geht oft einher mit einem Knickfuß. Bei dieser Fußfehlstellung ist der innere Fußrand gesenkt, der äußere Fußrand angehoben. Die Kombination aus Senk- und Knickfuß heißt Knicksenkfuß. Zwar lösen die genannten Fußdeformitäten anfangs oft keine Beschwerden aus, können aber im Verlauf durch das unzureichende Gewölbe erhebliche statische Probleme und dadurch bedingt Fußschmerzen bei jedem Schritt verursachen. Deshalb heißt es: Frühzeitig mit individuell angefertigten Einlagen und einem speziellen Barfußtraining insbesondere des Quergewölbes gegensteuern!

Knochen brechen nicht nur durch einen Unfall. Gerade am Fuß kann eine übermäßig wiederkehrende Belastung wie beispielsweise intensive Langstreckenläufe oder ausgeprägte Wanderungen ganz nach dem Motto „Steter Tropf höhlt den Stein“ zu einer „Ermüdungs- beziehungsweise Stressfraktur“ führen.

Großzehe mit Sonderstellung

Von den über 30 Gelenken des Fußskeletts sind einige nahezu unbeweglich, andere sorgen für die notwendige Mobilität von Fuß und Zehen. Die Verbindungen zwischen den Zehen sind durchgängig Scharniergelenke. Ausnahme: das Großzehengrundgelenk. Im Gegensatz zu den anderen Zehen besitzt der Großzeh nur zwei statt drei Glieder, damit auch nur zwei Gelenke. Das Großzehengrundgelenk zwischen dem ersten Mittelfußknochen und dem angrenzenden Zehengrundglied ist ein Eigelenk (siehe Seite 7), wodurch Sie Ihren ersten Zeh nicht nur strecken und beugen, sondern auch etwas rotieren sowie nach innen und außen bewegen können.

Bedingt durch einen Spreizfuß mit durchgetretenem Quergewölbe kann hier ein sogenannter Ballenzeh entstehen (Hallux valgus). Dabei winkelt sich der Großzeh im Grundgelenk mehr oder weniger stark nach außen ab. Von dieser Fehlstellung sind zumeist Frauen betroffen, ursächlich ist häufig ein schwaches Bindegewebe in Verbindung mit den falschen Schuhen. Insbesondere zu enge Modeschuhe mit hohen Absätzen drücken die Zehen zusammen und belasten den Vorfuß übermäßig, sodass die Bänder und Sehnen das Mittelfußköpfchen irgendwann nicht mehr halten können und dieses als unschöne Schwellung seitlich hervorragt. Ein Hallux valgus tut nicht immer weh, wird der Fuß aber weiter eingequetscht, nimmt die Verformung zu und der Zeh rutscht immer weiter ab. Der Fuß steht schief, wird immer breiter und der wachsende Ballen kann sich entzünden. Schmerzen im Grundgelenk sind die Folge, eine frühzeitige Arthrose droht. Um eine Korrekturoperation zu vermeiden, sollten Sie Ihren Füßen wieder Freiheit mit flachen und bequemen Schuhen schenken, außerdem können Einlagen, Bandagen, Lagerungsschienen und gezielte Fußmuskelübungen helfen.

Neben dem Hallux valgus sind auch andere Fehlstellungen der Zehen unangenehme Begleitphänomene eines Senk- oder Spreizfußes. Während ein Hammerzeh in der Mitte hochsteht, sind bei Krallenzehen die Grundgelenke deformiert. Mit der Zeit werden die krummen Zehen kontrakt, das heißt, Sie können sie nicht mehr aktiv strecken, da die Gelenkkapsel und die Bänder geschrumpft sind. Dehnübungen, Einlagen, Physiotherapie, Barfußgehen und Muskeltraining können helfen. Bleibt die konservative Therapie erfolglos, besteht die Möglichkeit, die Fehlstellung operativ zu korrigieren.

Verschleiß im Eigelenk

Das Großzehengrundgelenk muss im Laufe eines Lebens so einiges an Belastung wegstecken, begleitet von so mancher Verletzung. Trifft eine solche Verletzung auf eine entsprechende Veranlagung, kommt es zu einer vorzeitigen Abnutzung des Eigelenks zwischen dem ersten Mittelfußknochen und der Großzehe. Dies merken Sie anfangs daran, dass Ihr Großzehengrundgelenk mit zunehmender Arthrose immer mehr Platz benötigt und den Schuhkauf erschwert. Im Gegensatz zum Hallux valgus bildet sich der Knubbel bei diesem verschleißbedingten Hallux rigidus eher oben auf dem Gelenk als seitlich. Weitere Unterschiede: Während der Hallux valgus oft beidseits besteht, tritt der Hallux rigidus in der Regel nur an einem Fuß auf und betrifft eher Männer als Frauen. Dass dieses relativ kleine Gelenk eine entscheidende Bedeutung für Ihre Mobilität hat, merken Sie spätestens dann, wenn es nicht mehr rundläuft: Mit der Arthrose einher gehen Schmerzen bei jedem Schritt, eine Schwellung und Entzündung des Gelenks sowie eine eingeschränkte Beweglichkeit. Insbesondere das Anheben des Großzehs, wie es beim Abrollvorgang erforderlich ist, ist zunehmend beschwerlich. Um dem zu entgehen, setzen Sie den Fuß nur noch auf der Ferse oder dem Fußaußenrand auf, Ihr Gangbild sieht unrund aus und wirkt hinkend – Probleme an Sprunggelenken, Knien, Hüfte und Rücken können durch die Fehlbelastung des Fundaments die Folge sein. Ist bei Ausschöpfung aller konservativen Maßnahmen keine ausreichende Lebensqualität mehr zu erreichen, bleibt am Ende nur noch die Versteifung des Gelenks (Arthrodese).

(!) **ANGRIFF AUF DEN GROSSZEH: Wenn das Großzehengrundgelenk heiß und geschwollen ist, zudem höllisch wehtut, sollten Sie schleunigst einen Arzt aufsuchen. Grund kann ein akuter Gichtanfall sein (siehe Seite 34).**

Ganz schön viele Beschwerden, die im Laufe eines Lebens auf Sie zukommen können. Deshalb gilt ab jetzt: Volle Aufmerksamkeit auf Ihre Füße! Wie bei Ihren Händen und Fingern trifft auch hier zu: Zwar sind die Muskeln an den Füßen vergleichsweise klein, aber durchaus gut trainierbar. Mit den folgenden Übungen erhalten Sie einen stabilen Tritt und sorgen allzeit für eine feste und sichere Bodenhaftung.

ÜBUNGEN FÜR DIE

FÜSSE UND ZEHEN

Forcierte Rotation der Zehen

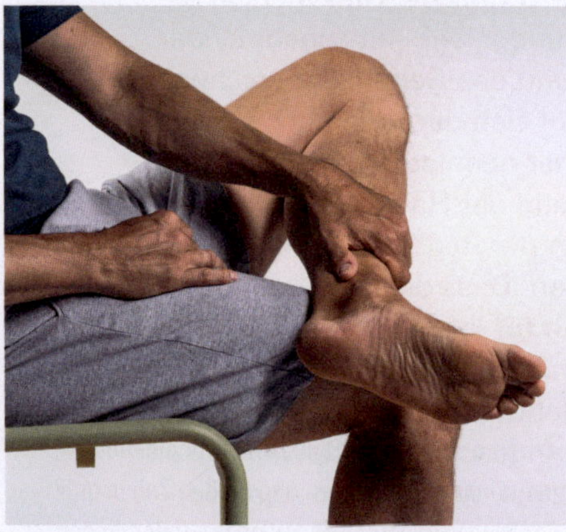

1 Setzen Sie sich auf einen Stuhl. Schlagen Sie ein Bein über das andere und halten Sie mit einer Hand das obere Bein.

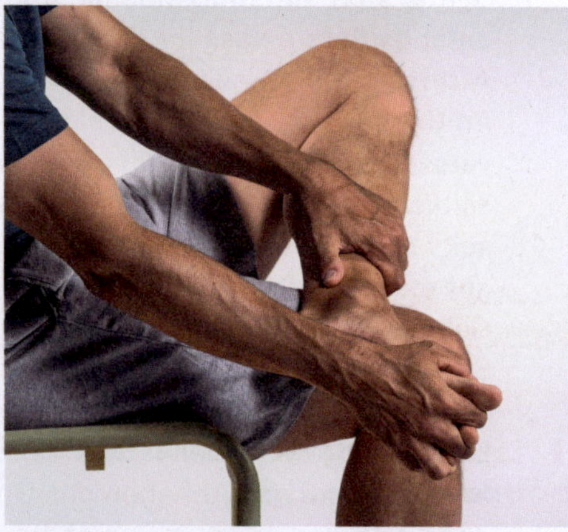

2 Greifen Sie mit den Fingern zwischen die Zehen Ihres entspannten Fußes.

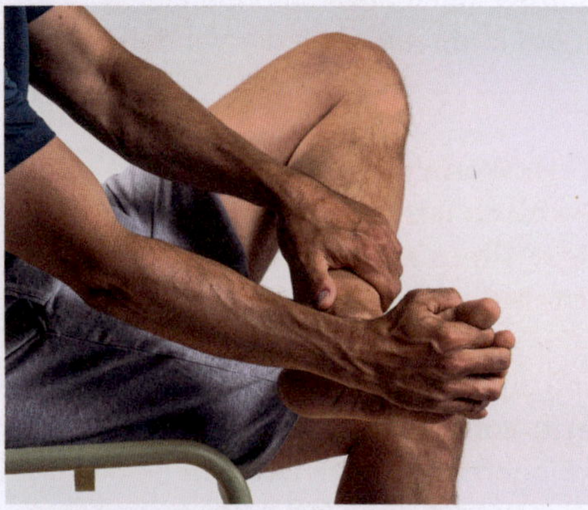

3 Bewegen Sie den ganzen Fuß langsam und kontrolliert mit und gegen den Uhrzeigersinn.

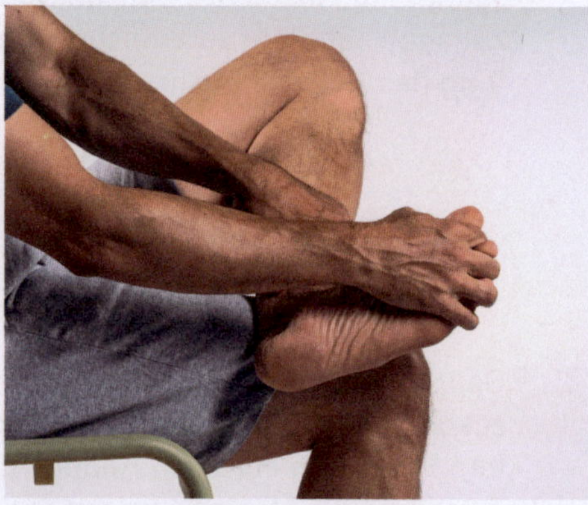

4 Achten Sie darauf, dass Sie die gesamte Bewegungsmöglichkeit Ihres Fußes nutzen.

Fußgewölbe-Ansaugen

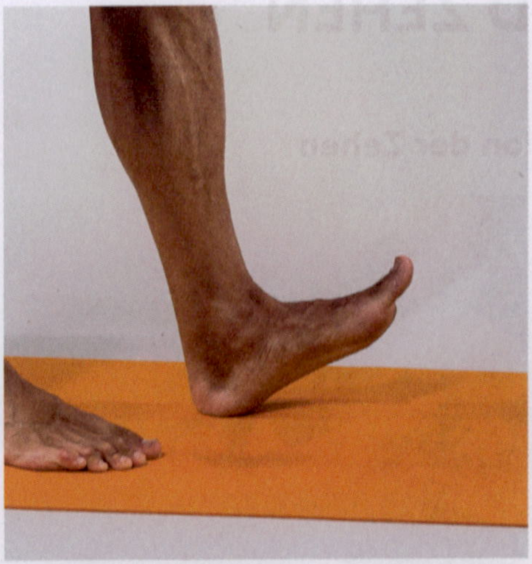

1 Setzen Sie zunächst die Ferse eines Fußes auf den Boden.

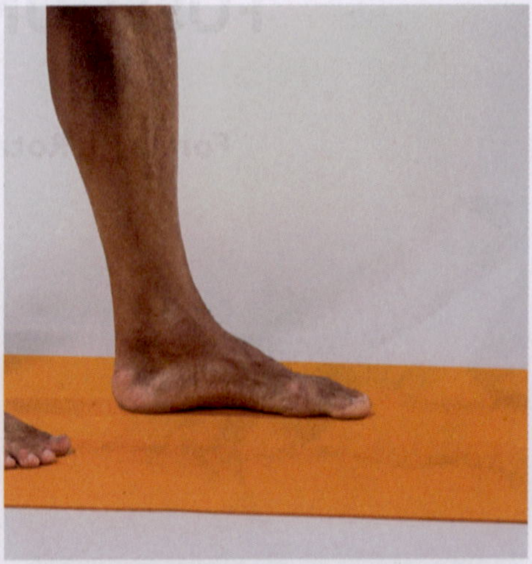

2 Nun spreizen Sie alle Zehen voneinander ab und bringen den kleinen und großen Zeh in größtmöglichem Abstand voneinander auf den Boden.

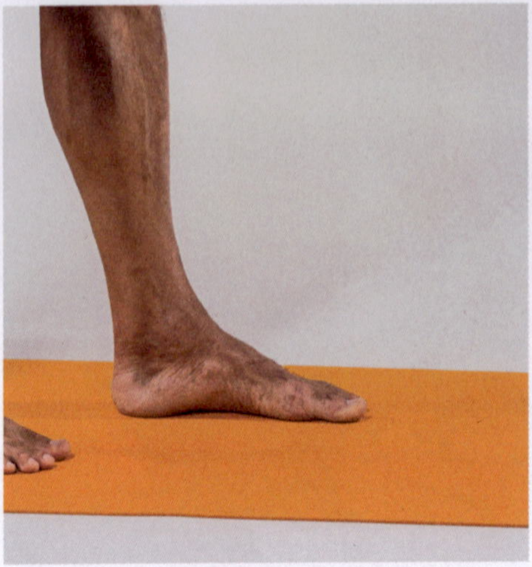

3 Bevor Sie das freie Bein vom Boden nehmen, heben Sie den Innenfuß des Standbeins leicht nach oben und „saugen" sich in den stabilen 3-Punkt-Stand. Der Fuß soll sich dabei spürbar beugen.

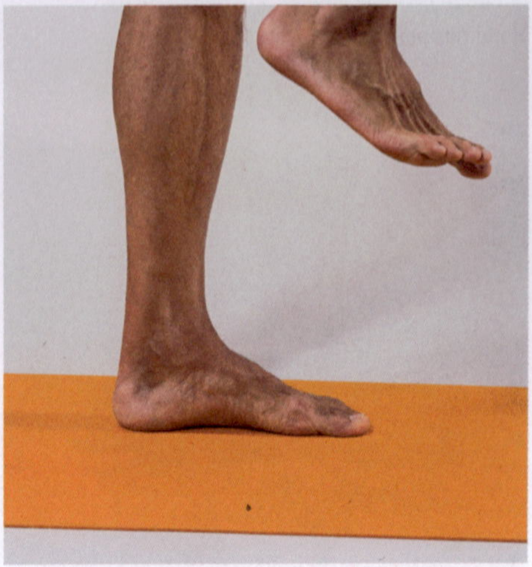

4 Heben Sie nun das andere Bein in die Luft und halten die Position.

Zehenwellen

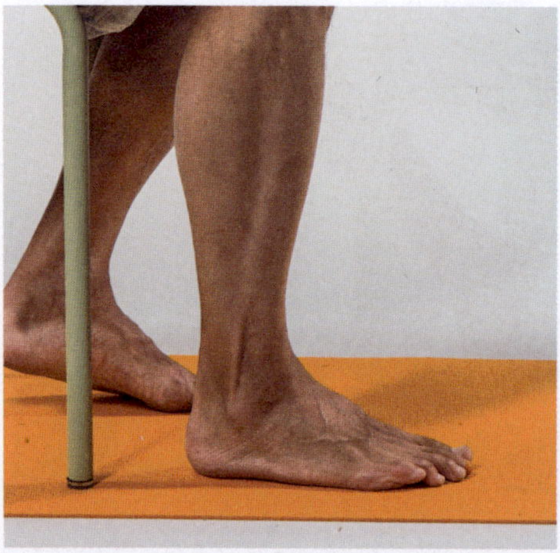

1 Setzen Sie sich auf einen Stuhl und stellen Sie einen Fuß entspannt auf dem Boden ab.

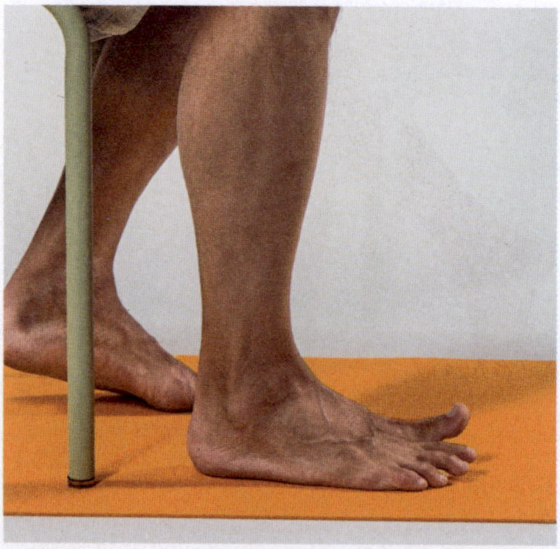

2 Nun heben Sie einen Zeh nach dem anderen vom Boden ab. Achten Sie darauf, dass es wirklich nur ein Zeh nach dem anderen ist, der sich abhebt.

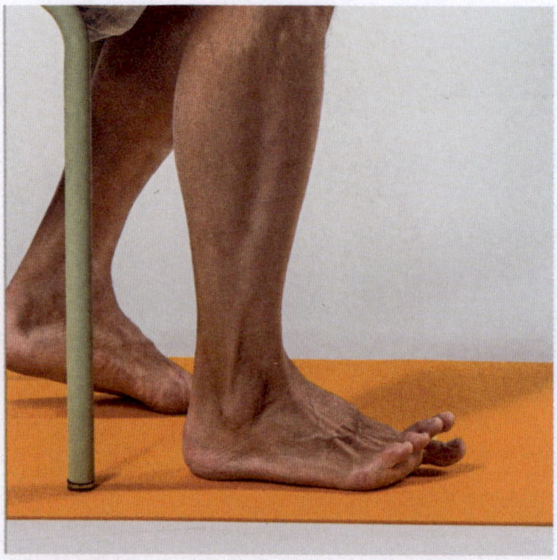

3 Es braucht manchmal etwas Zeit, bis man alle Zehen einzeln abheben kann. Bleiben Sie dran.

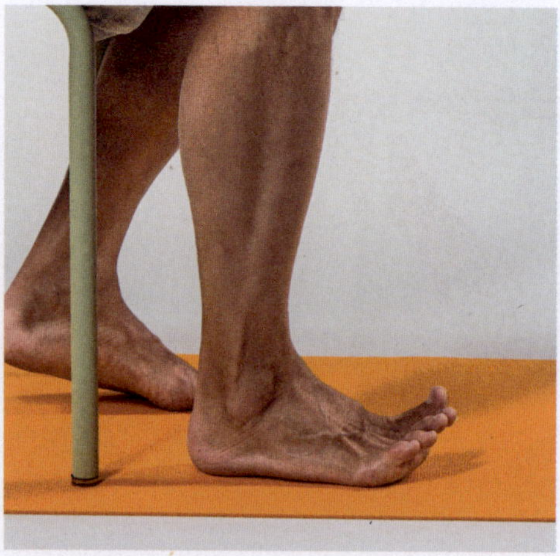

4 Befinden sich alle Zehen in der Luft, setzen Sie sie in umgekehrter Reihenfolge wieder separat auf dem Boden ab.

Handtuch greifen („Fußbagger")

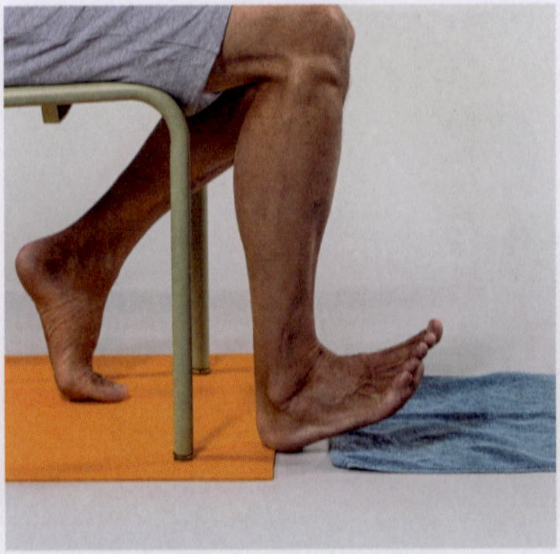

1 Setzen Sie sich auf einen Stuhl und breiten Sie ein Handtuch vor sich auf dem Boden aus. Setzen Sie Ihre Ferse vor dem Handtuch ab.

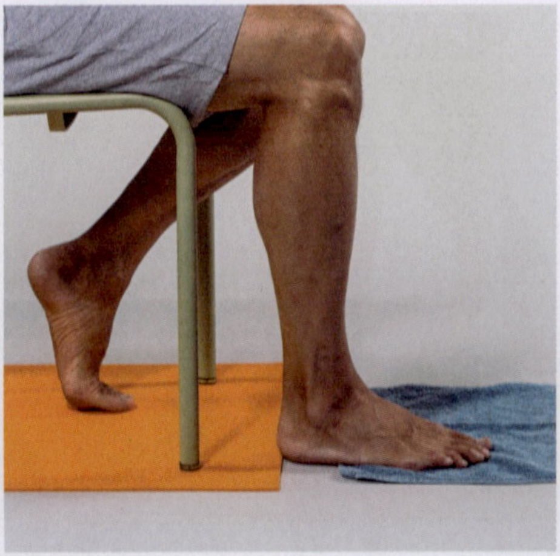

2 Stellen Sie nun den vorderen Teil Ihres Fußes auf das Handtuch.

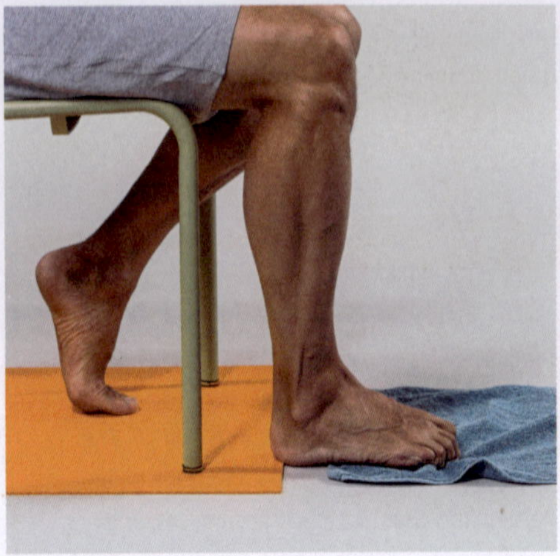

3 Beugen Sie sämtliche Gelenke der Zehen und greifen Sie dabei fest das Handtuch.

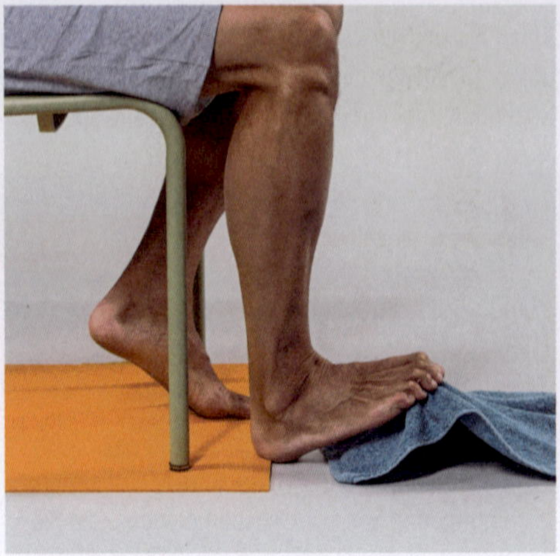

4 Heben Sie Ihren Fuß und damit das Handtuch ab. Lassen Sie das Handtuch los und wiederholen Sie den Vorgang, bis Sie das Handtuch vollständig herangezogen haben.

Fußdehnung auf dem Stuhl

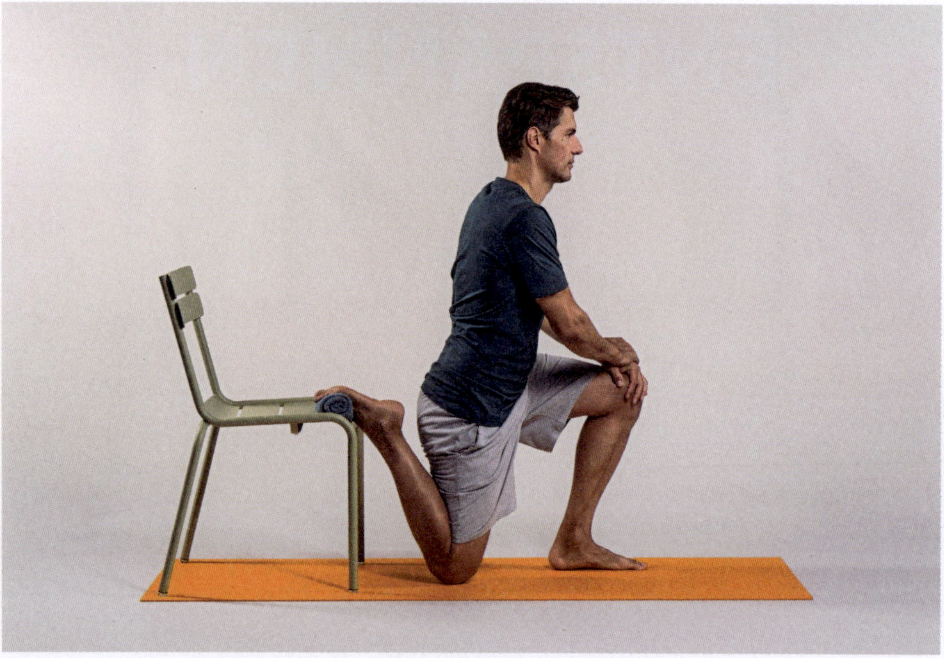

Knien Sie sich vor einen Stuhl und legen Sie den Fußrücken des hinteren Beins auf einer weichen Unterlage auf der Sitzfläche des Stuhls ab. Suchen Sie sich eine Position und eine Stuhlhöhe, bei der Sie eine leichte Spannung über der gesamten Fußrückseite spüren.

WICHTIGE HINWEISE

Grundsätzlich sollten Sie die für Sie infrage kommenden Übungen mindestens zwei Mal pro Woche durchführen.

Kraftübungen und dynamische Mobilisationsübungen: 2 Sätze à 8 Wiederholungen, die Sie im Verlauf sukzessive auf bis zu 3 Sätze mit bis zu jeweils 15 Wiederholungen erhöhen können. Steigern Sie die Anzahl der Wiederholungen nur dann, wenn Sie die Übung bis zum Schluss technisch sauber ausführen können. Atmen Sie während der Belastung aus und bei der Entlastung ein.

Dehnübungen: 2 Sätze, bei denen Sie die Endposition jeweils 10 langsame Atemzüge beibehalten. Im Verlauf können Sie dann sukzessiv steigern auf 3 Sätze mit bis zu jeweils 15 Atemzügen. Achten Sie darauf, die Endposition zu halten, ohne nachzuwippen, und jeweils beim Ausatmen etwas stärker in die Dehnung zu gehen.

GEKONNT ENTSPANNEN

Zwischen Ihren Sporteinheiten benötigen Sie immer wieder Ruhephasen, um langfristig gesund zu bleiben oder gesünder zu werden. Um diese Regeneration effektiv zu gestalten, gibt es jede Menge sinnvolle Möglichkeiten.

Warum sich Pausen lohnen

Regelmäßige sportliche Betätigung gehört zu einem gesunden Leben dazu. Doch auch beim Sport kommt es auf die richtige Dosierung an.

Vielleicht kennen Sie das bereits aus eigener Erfahrung: Zu Beginn fällt es mitunter noch schwer, sich zum Sport zu motivieren und den oft beschworenen inneren Schweinehund zu überwinden. Doch ist man einmal über diese Anfangsphase hinweg und hat „Blut geleckt“, ist man kaum noch zu bremsen. Zwar ist es richtig, dass ein zu niedriger Trainingsreiz zu keiner Leistungsverbesserung führt und Sie sich ernsthaft fordern müssen, damit sich Ihr Körper nach und nach anpasst und leistungsfähiger wird. Von daher sind dezente Überlastungen im Training durchaus erwünscht. Aber das Prinzip der physiologischen Anpassung funktioniert auf Dauer nur dann, wenn Ihr Körper auch die Gelegenheit erhält, die gesetzten Trainingsreize in Ruhe zu verarbeiten. Denn wer sich ständig überlastet, sich also keine ausreichende Zeit zum Regenerieren gönnt, der landet letzten Endes im manifesten Übertrainingssyndrom.

Die moderne Sportwissenschaft weiß längst, dass Training nur dann effektiv ist, wenn das Wechselspiel aus Belastungsreizen und Erholungspausen stimmt. Das hat folgenden Hintergrund: Unser Körper reguliert sich ständig selbst. Permanent laufen zahlreiche Ab-, Um- und Aufbauprozesse in unserem Organismus ab, etwa um geschädigte Zellen und Gewebe wiederherzustellen. Während des Sports, also bei körperlicher Anstrengung, überwiegen die Abbauprozesse: Die Muskeln arbeiten auf Hochtouren, das Herz schlägt schneller, Sauerstoff, Kohlenhydrate, Fette und unter bestimmten Umständen auch Eiweiße werden zur Energiegewinnung herangezogen und verbraucht. Irgendwann sind die Speicher leer, die Muskeln erschöpft, und Sie empfinden Ihr Training als über die Maßen anstrengend. Durch den Flüssigkeitsverlust über den Schweiß und die Atmung gerät zudem Ihr Wasserhaushalt aus dem Gleichgewicht. Auch Bänder und Sehnen erleiden zunächst unkritische Mikroschäden, durch die sich beim Sport ständig wiederholenden Krafteinwirkungen. Unmittelbar nach dem Training kümmert sich Ihr Körper dann sofort um die Reparatur der Veränderungen, die sich durch die vorangegangenen Belastungen ergeben haben, und setzt entsprechende Wiederherstellungsmechanismen in Gang.

Der Clou am Training: Unser Körper schafft es nicht nur, nach einem kräftezehrenden Work-out den alten Zustand wiederherzustellen, sondern baut seine Systeme sogar in besserer Qualität wieder auf als zuvor. So füllt er die Energiespeicher großzügig, bildet mehr Blut als zuvor und lässt die Muskeln wachsen. Zusammengenommen bezeichnen Sportwissenschaftler diese Mechanismen als „Prinzip der Superkompensation": Der Körper gleicht die Ermüdung also nicht nur aus, sondern kompensiert sie über das vorherige Niveau hinaus – das lateinische Wort „super" bedeutet „mehr als" und verrät das Prinzip (siehe Seite 143). Auf diese Weise wappnet sich Ihr Körper für kommende ähnliche Anstrengungen. Voraussetzung dafür ist eine gezielte Regeneration. Das Regenerieren, also die Verarbeitung des Trainings, ist folglich nicht einfach nur die Nachbereitung des abgeschlossenen Trainings, sondern vielmehr bereits die Vorbereitung auf die nächste sportliche Herausforderung.

Tanken Sie gezielt auf

Die ideale Regeneration beginnt unmittelbar nach dem Training mit aktiver Erholung (siehe Seite 146). Mit einem kurzen Spaziergang oder einer lockeren Stretchingeinheit aktivieren Sie Ihren Stoffwechsel und sorgen dafür, dass im Übermaß angefallene Stoffwechselendprodukte leichter abtransportiert werden. Sehr wohltuend ist eine Kühlung der Beine, ebenso eine Lockerungsmassage, um die beanspruchten Muskeln wieder zu entspannen. Zudem sollten Sie Ihren Flüssigkeitshaushalt ausgleichen und die Energiespeicher wieder auffüllen. Hierzu empfehlen sich innerhalb der ersten beiden Stunden nach einer hohen Belastung kohlenhydratreiche Getränke und Snacks, zum Beispiel Apfelschorle und Bananen. Zum Abendessen sind hochwertige Eiweiße wichtig, beispielsweise in Form von Fisch in Kombination mit Kartoffeln. In der Zeit zwischen Ihren Trainingstagen empfehlen sich außerdem aktive Regenerationsmaßnahmen, also Ruhetage mit leichter Bewegung. Neben der aktiven Erholung dienen vor allem passive Pausen der Regeneration.

Ganz ruhig entspannen

Wenn Sie effektiv trainieren wollen, müssen Sie Pausen in Ihrem Trainingsplan berücksichtigen. Es gibt viele Möglichkeiten, wie Sie Ihre passive Erholung gestalten können.

Die passive Erholung unterscheidet sich von der aktiven dadurch, dass Sie Ihrem Körper tatsächlich komplette Ruhe gönnen. Selbst eine lockere Joggingrunde oder ein paar Kilometer auf dem Rad sind hier zu viel des Guten. Passive Pausen empfehlen sich immer dann, wenn Sie wirklich intensiv trainiert oder das Gefühl haben, dass Sie im Moment definitiv erholungsbedürftig sind. Eine der wichtigsten passiven Erholungsmethoden steht Ihnen übrigens kostenfrei und praktisch überall zur Verfügung: schlafen! Die Erholungsphase nach einer Trainingseinheit beginnt direkt mit dem Cool-down, wenn Sie also Ihren Kreislauf nach der Belastung behutsam herunterfahren. Aber erst durch Ihren Schlaf verleihen Sie Ihrem Erholungspotenzial einen ordentlichen Schub, denn in dieser natürlichen Abschaltphase kann sich Ihr Körper regenerieren und neu aufbauen. So heilen – ganz ohne es zu merken – die im Training entstandenen Mikroverletzungen aus und Sie sorgen gemäß dem Prinzip der Superkompensation für eine gesteigerte Leistungsfähigkeit.

Manche mögen's heiß …

Der Klassiker der Entspannung ist sicherlich die Sauna. Deren gesundheitsfördernde Wirkung ist mittlerweile derart populär, dass die finnische Saunakultur 2020 sogar zum immateriellen Kulturerbe der Unesco erklärt wurde. Das darf Sie durchaus motivieren, denn ein großer Vorteil dieser Erholungsmethode ist: Sie ist leicht zugänglich. Bestimmt befindet sich ein Fitnessstudio, ein Wellness- oder Thermalbad in Ihrer Nähe und Sie können Ihrem beanspruchten Körper dort maximale Ruhe gönnen. Ein Saunagang ist nämlich nicht nur

UNTERSTÜTZEN SIE DIE SUPERKOMPENSATION

Nach dem Sport müde Beine? Nach dem Krafttraining Muskelkater? Gut so! Denn Ihr Körper wächst mit seinen Aufgaben. Aber dafür braucht er Pausen.

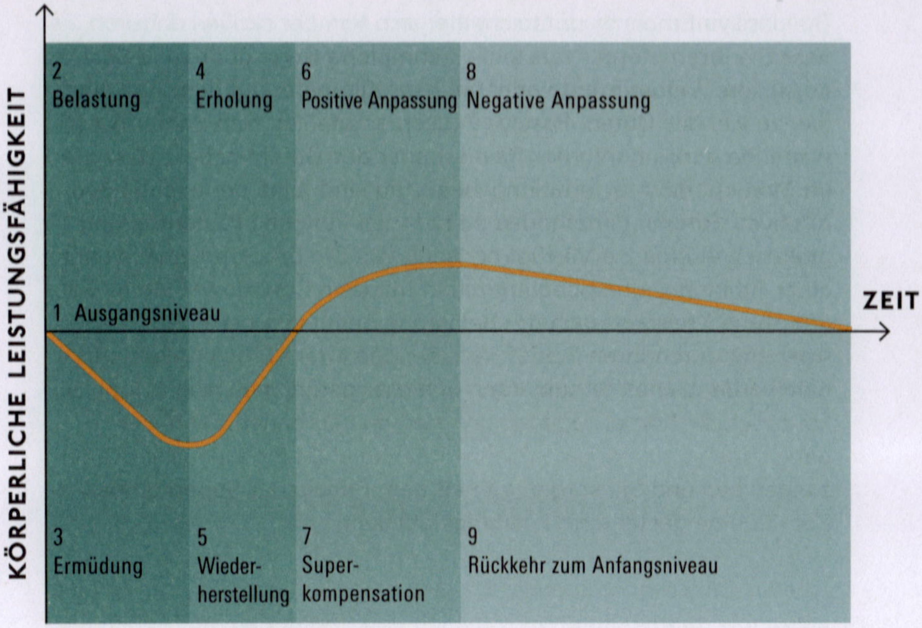

- Achten Sie auf einen abwechslungsreichen Trainingsplan, der an Ihre körperlichen und gesundheitlichen Möglichkeiten angepasst ist.
- Denken Sie nicht nur ans Aufwärmen vor dem Sport, sondern auch an die Cool-down-Phase, beispielsweise locker ausradeln.
- Machen Sie nach einem Ausdauertraining 24 bis 36 Stunden Pause, nach einem Krafttraining sollten es 36 bis 48 Stunden sein.
- Gönnen Sie sich ein Wannenbad, eine Massage oder einen Saunagang nach dem Sport.
- Ernähren Sie sich ausgewogen.
- Achten Sie auf ausreichenden Schlaf.

wohltuend für den Geist, sondern zudem ein effektives Hilfsmittel für die Regeneration Ihres Körpers, da die von außen zugeführte Wärme Ihre beanspruchte Muskulatur entspannt – womit das wichtigste Ziel schon erreicht wäre. Doch das Schwitzen nach finnischer Art bringt noch mehr: Die Hitze kurbelt die Durchblutung Ihres gesamten Körpers an, reguliert Ihren Blutdruck und reinigt Ihre Haut. Zudem zeigen Studien, dass regelmäßiges Saunieren sogar das Risiko für Herz-Kreislauf-Krankheiten signifikant senkt.

Das Gegenteil von heiß ist kalt! Der gezielte Einsatz von Kälte hilft, Entzündungen abzumildern, Schwellungen zu reduzieren und sogar Schmerzen gezielt zu lindern. Bestimmt haben Sie schon mal gesehen oder davon gehört, dass viele Leistungssportler nach einer Trainingseinheit in die Eistonne steigen. Nicht ohne Grund halten sie es bei 12 bis 15 Grad etwa zehn Minuten lang aus: Kälte lässt den Körper nach einer intensiven Trainingseinheit optimal regenerieren. Sie steigert die Durchblutung und sorgt damit für einen schnelleren Abtransport der durch den Sport angefallenen sauren Stoffwechselprodukte. Zudem vermindert das Kühlen Ihre körperliche Erschöpfung und verleiht Ihnen einen wahren „Frischeeffekt". Da die wenigsten von Ihnen wohl eine Eistonne daheim haben werden, kann auch ein kaltes Abduschen regenerativ wirken. Auch wenn eine eindeutige Studienlage derzeit noch nicht vorliegt: Die meisten Sportmediziner und Experten sind von den positiven Auswirkungen des Kältebades überzeugt und ausprobieren kostet Sie ja nichts.

Die innere Ruhe finden

„Ruhen" muss nicht immer bedeuten, gar nichts zu tun. Es gibt eine Vielzahl von Entspannungstechniken und -methoden, mit denen Sie Ihre passiven Pausen vielfältig gestalten können. Dazu gehört vor allem auch Yoga. Die aus Indien stammende Lehre hat eine ausgleichende Wirkung auf die menschliche Psyche, was mehr als 15 Millionen Anhänger allein in Deutschland sicher bestätigen würden. Dabei gilt es aber zu beachten, dass Yoga nicht gleich Yoga ist und Sie sich vor dem Hintergrund der passiven Erholung eher auf die entspannenden Varianten konzentrieren sollten. So sind etwa „Hatha-" und „Iyengar-Yoga" eher erholsame Arten, während zum Beispiel „Ashtanga" und „Vinyasa" durchaus sportlich-dynamisch ausgeprägt sind. Neben der harmonisierenden Wirkung von Yoga sind es in erster Linie die als „Asanas" bezeichneten Dehnübungen und Positionen, die Ihre beanspruchte Muskulatur wieder lockern.

Wohltuend und ebenfalls höchst effektiv sind Massagen, und zwar sowohl solche, bei denen Sie ein Masseur behandelt, als auch Selbstmassagen. Gemeinsam ist allen Herangehensweisen, dass eine Massage die Durchblutung des behandelten Muskels sowie des umgebenden Gewebes steigert und somit die Strukturen verstärkt mit frischem Sauerstoff versorgt.

VIBRATION WIE AUS DER PISTOLE GESCHOSSEN: Auch „Massagepistolen" können eine Option sein. Mittels niedrig- bis hochfrequenter Vibrationen bekommen Sie damit so ziemlich jede Körperpartie wieder locker – und benötigen nicht einmal einen Termin dafür. Lassen Sie sich den richtigen Umgang mit einem solchen Hilfsmittel aber auf jeden Fall vor der ersten Anwendung von Ihrem Arzt oder Therapeuten zeigen.

Unangenehm, aber sehr effektiv, ist das sogenannte Flossing. Es ist eine Methode, um Stoffwechselendprodukte aus der Muskulatur „herauszuspülen". Ein Physiotherapeut wickelt dabei ein elastisches Latexband ganz fest um den zu behandelnden Muskel oder das Gelenk, wodurch sich Druck im Gewebe aufbaut. Sobald der Therapeut das Band wieder löst, durchspült frisches Blut das Gewebe und hilft beim Regenerieren. Die Beweglichkeit verbessert sich und Schmerzen nehmen ab. Diese noch recht neue Methode ist zwar effektiv, aber auch sehr intensiv, weshalb Sie ausschließlich mit der professionell geschulten Hilfe eines Therapeuten flossen sollten.

Ausprobieren, was guttut

Durch eine Studie der Ruhruniversität Bochum aus dem Jahr 2016 haben Wissenschaftler herausgefunden, dass Regeneration eine sehr individuelle Angelegenheit ist. Das heißt: Was dem einen guttut, wirkt nicht zwingend auch gleichermaßen bei jedem anderen. Es gibt also nicht „die eine perfekte" Regenerationsmaßnahme. Im Prinzip können Sie somit nichts falsch machen, sondern sollten durch Ausprobieren herausfinden, was Ihnen nach dem Sport guttut und welche Form der Regeneration sich am besten für Sie persönlich eignet. Wichtig ist vor allem, dass Sie nicht zu früh wieder loslegen und Ihrem Körper ausreichend Zeit zur Erholung gönnen. Das Ziel der passiven Regeneration ist übrigens dasselbe wie das der aktiven: die sogenannte Homöostase wiederherzustellen, also das Gleichgewicht und die Stabilität bestimmter Funktionssysteme im Körper wie etwa Ihr Blutzuckerspiegel, der Blutdruck, die Körpertemperatur oder der pH-Wert des Bluts. Danach steht der nächsten Einheit nichts mehr im Wege.

In der aktiven Erholung liegt die neue Kraft

Pausen sind nicht gleichbedeutend mit „Füße hochlegen und nichts tun". Sie können sich sehr gut aktiv erholen.

Haben Sie wirklich hart trainiert und fühlen sich ausgepowert oder sind aus anderen Gründen nicht ganz fit, dann sind passive Regenerationsmethoden genau das Richtige. Zwischen zwei weniger intensiven Einheiten oder etwa, wenn Sie sich beim (Muskelaufbau-)Training gerade verstärkt auf Ihren Oberkörper konzentrieren, ist aktive Erholung eine gute Alternative. Das können lockere Ausgleichseinheiten wie Spazierengehen, Radfahren oder langsames Joggen sein, die Sie dabei unterstützen, für die nächste Einheit wieder maximal frisch an den Start zu gehen.

Warum aber ist aktive Regeneration ein sinnvolles Erholungsmittel? Sollte man nicht annehmen, dass Bewegung zwischen zwei Trainingstagen die Erholung eher stört? Das würde nur dann stimmen, wenn Sie es am Pausentag mit der Aktivität übertreiben. Nehmen Sie sich aber zurück und bewegen sich nur leicht bis moderat, bringt ein aktiver Erholungstag durchaus Positives mit sich. Vor allem unterstützen Sie Ihren Körper durch eine verstärkte Durchblutung des gesamten Organismus bei seiner aktuellen Aufgabe, die bei der letzten Einheit angefallenen Stoffwechselendprodukte abzubauen, die Sauerstoffsättigung des Bluts hoch zu halten und die trainierten Muskeln somit mit einer ordentlichen Portion frischen Sauerstoff und neuen Nährstoffen zu versorgen.

Bereits unmittelbar nach Ihrer Trainingseinheit sollte die optimale Erholungsphase mit dem Cool-down beginnen, also dem „Abwärmen". Der Cool-down besteht aus zwei Abschnitten: Zunächst 10 bis 15 Minuten ganz locker ausradeln oder auslaufen, anschließend ebenfalls 10 bis 15 Minuten Stretching sämtlicher Muskelgruppen – unabhängig davon, ob Sie diese in der vorausgegangenen Einheit aktiv trainiert haben oder nicht. Damit legen Sie den Grundstein für den nun einsetzenden Regenerationsprozess. Unterstützen Sie diesen noch weiter und lassen den Tag in der Sauna, Eistonne oder mit einer Massage ausklingen, dann haben Sie alles richtig gemacht.

MUSKELKATER EINFACH WEGROLLEN: Ein beliebtes Hilfsmittel für eine effektive aktive Regeneration ist die Faszienrolle. Setzen Sie diese richtig an Ihrem trainingsfreien Tag ein, lösen Sie Verspannungen und verbessern Ihre Flexibilität. Starten Sie sanft und tasten Sie sich langsam an den optimalen Rolldruck heran.

Und wie können Sie dann den folgenden Pausentag aktiv gestalten? Das kommt darauf an, ob Sie zuletzt eher Ihre Ausdauer oder Ihre Kraft trainiert haben. Denn eine lockere Joggingrunde ist sicherlich nicht die richtige Regenerationsmaßnahme zwischen zwei intensiven Laufeinheiten. Hier bietet sich eher eine entspannte Radtour oder eine Runde im Schwimmbad an – nicht zu lange und zu intensiv, da es sonst wieder zu einer eigenen Trainingseinheit wird.

Stretching für mehr Flexibilität

Pause ist nicht gleich Pause – und Yoga ist nicht gleich Yoga! Denn wie bereits zuvor erwähnt, ist Yoga nicht ausschließlich eine passive Regenerationsmaßnahme, sondern bietet durchaus auch Varianten mit sportlich-dynamischem Charakter. Dazu gehören beispielsweise „Ashtanga-" und „Vinyasa-Yoga". Die bei diesen Yoga-Formen ausgeführten Dehnübungen verschaffen Ihren beanspruchten Muskeln nicht nur die benötigte Flexibilität, sondern haben zugleich eine ausgleichende Wirkung auf Ihren gesamten Organismus und fördern zudem die mentale Erholung. Nicht nur Ihre frisch trainierten Muskeln werden es Ihnen danken, wenn Sie sich mit einem regelmäßigen Beweglichkeitsprogramm im wahrsten Wortsinn flexibel halten.

Gerade mit Blick aufs Älterwerden ist es für jeden empfehlenswert, seinen Bewegungsapparat mit regelmäßigen Dehneinheiten zu fordern. Selbst mit 15 Minuten erreichen Sie schon eine ganze Menge. Achten Sie dabei darauf, dass Sie nicht nur die zuletzt beanspruchten Körperpartien stretchen, sondern arbeiten Sie ganzheitlich. Dehnen Sie Schultergürtel, Ober- und Unterarmmuskulatur, Brustmuskeln, Hüftregion sowie Ober- und Unterschenkel pro Körperseite im Wechsel zwei bis drei Mal für jeweils etwa 30 Sekunden. Schon lange beschäftigt Sportwissenschaftler dabei die Frage, welche Form des Dehnens die beste ist: sogenannte statische Übungen, also Dehnen ohne Bewegung, Dehnen mit leichtem Wippen zum Ende der Beweglichkeitsgrenze hin oder „dynamisches" Dehnen wie etwa Hüft- oder Schulterkreisen. Für jede Variante gibt es Für und Wider und bis heute können sich die Experten nicht einigen. Unstrittig ist jedoch, dass Stretching grundsätzlich wichtig ist und Sie deshalb von jeder der genannten Möglichkeiten profitieren.

Beweglichkeit fördern

Das „Mobility Training" umfasst eine Vielzahl von Übungen, um Ihren Bewegungsradius zu erhalten oder gar zu vergrößern und insbesondere die Muskeln zu trainieren, um Ihre Gelenke besser ansteuern und kontrollieren zu können. Hierbei müssen Sie verschiedene Körperpartien gleichzeitig aktivieren, zum Beispiel einen Ausfallschritt mit einer Oberkörperrotation kombinieren oder eine Schulterbewegung zusammen mit einer Hüftrotation. Da dies anfangs gar nicht so einfach ist, sollten Sie sich eine für Sie geeignete Auswahl von Übungen von Ihrem Trainer oder Therapeuten zusammenstellen lassen, um diese dann in Ihren Wochenaktivitätsplan einzubauen. Oder Sie bedienen sich einfach an den entsprechenden Übungen aus diesem Ratgeber (ab Seite 59). Das lohnt sich, denn die Kombination aus Beweglichkeit, Gleichgewicht und Kraft ist eine gute Basis, um Verletzungen vorzubeugen und langfristig flexibel und mobil zu bleiben – eine sinnvolle Gestaltung Ihrer aktiven Pause also!

DIE SCHMERZEN ÜBERBRÜCKEN

Wenn Ihre Gelenke schmerzen und Sie sich am liebsten kaum bewegen würden, sollten Sie so schnell wie möglich für Abhilfe sorgen. Erfahren Sie, was Sie selbst tun können und wie Ärzte und Therapeuten Ihnen dabei helfen.

Wie die Profis Sie wieder fit machen

Für Ihr Gelenk gibt es zahlreiche Behandlungsoptionen. Ihr Therapeut kennt die richtige Behandlung, damit Sie schnell wieder mobil werden.

Genau wie bei einer akuten Gelenkverletzung stehen auch bei Rheuma, Gicht und Arthrose vor allem die Schmerzen im Fokus. Im Verlauf kommen dann oft eine eingeschränkte Beweglichkeit oder sogar Gelenkverformungen hinzu. Grundsätzlich sollte Ihr Arzt Ihre Gelenkbeschwerden individuell behandeln, das heißt, aus der großen Vielfalt der Behandlungsmöglichkeiten diejenigen für Sie zusammenstellen, die bestmöglich zu Ihnen und Ihrer Symptomatik passen und die größtmögliche Effektivität in Aussicht stellen. Als Basismaßnahme steht Physiotherapie immer an erster Stelle. Es gibt mittlerweile viele Studien, die zeigen, dass regelmäßige physiotherapeutische Einheiten zu weniger Gelenkschmerzen und mehr Beweglichkeit beitragen können. Auch in den ärztlichen Leitlinien zur Behandlung von Arthrose und rheumatoider Arthritis empfiehlt die zuständige Expertenkommission Physiotherapie als eine sinnvolle Therapiemaßnahme. Dabei sind Pauschalempfehlungen schwierig, da Physiotherapie zahlreiche, ganz unterschiedliche Komponenten beinhalten kann, etwa Krankengymnastik, manuelle Therapie, Massagen, Kälte- und Wärmeanwendungen sowie Elektrotherapie. Im Folgenden werfen wir einen Blick auf die wichtigsten Therapieansätze.

Aus der Bandbreite an Behandlungsansätzen ist die manuelle Therapie (MT) sicher eine der Maßnahmen, die am häufigsten eingesetzt wird. Bei der manuellen Therapie handelt es sich um eine spezielle Form der Physiotherapie zur Behandlung von Funktionsstörungen und Einschränkungen am Bewegungsapparat. Neben Physiotherapeuten wenden häufig auch speziell geschulte Ärzte Techniken aus der Manuellen Medizin beziehungsweise Chirotherapie an. Ein Manualtherapeut dehnt mit seinen Händen verkürzte Muskeln und

Sehnen und macht sie flexibler. Im Fokus stehen dabei vor allem sogenannte Triggerpunkte (siehe Seite 158). Dies sind meist Ansatzpunkte von Muskeln und Sehnen an Knochen und Gelenken, die sensibel auf Berührung reagieren. Durch die Bearbeitung solcher Triggerpunkte lassen sich dortige Schmerzen lindern sowie das umgebende verspannte Gewebe lockern und damit die Mobilität verbessern. Zumeist sind mehrfach pro Woche Therapieeinheiten erforderlich, die mit einer Verordnung vom Arzt in der Regel auch von den Krankenkassen übernommen werden.

Neben den Triggerpunkten stehen bei der manuellen Therapie reversible, also auflösbare, Gelenkblockierungen im Zentrum der Behandlung. Dafür nutzt der Therapeut insbesondere Mobilisations- und Manipulationstechniken sowie spezielle Muskelentspannungsverfahren. Zur Mobilisation wendet er sanfte Zug- und Gleitbewegungen mit geringer Geschwindigkeit an, um das Gelenk wieder gängig zu machen. Dagegen arbeitet er bei der Manipulation mit einem kurzen gezielten Impuls von hoher Geschwindigkeit, um damit die beiden blockierten Gelenkpartner wieder voneinander zu lösen. Durch dieses ruckartige Auseinanderziehen entsteht häufig ein charakteristisches Knackgeräusch.

HEISS UND KALT: Bei der Thermotherapie wenden Physiotherapeuten – je nach Indikation – Wärme oder Kälte an. Bei akuten Entzündungen schaltet Kälte- oder Kryotherapie sinnvoll den Schmerz aus und lässt Schwellungen abklingen. Anwendungsformen von Kälte sind etwa Eispacks, Eislollys, Eispackungen oder Eistauchbäder. Ohne akut entzündliche Prozesse kann Wärme in Form von warmen Auflagen viele positive Wirkungen haben, etwa den Stoffwechsel anregen oder Muskelverspannungen lösen.

Ziel der manualtherapeutischen Behandlung ist die Wiederherstellung der Gelenkfunktion, die durch verspannte oder gestörte gelenknahe Muskeln, Sehnen, Bänder und Faszien bedingt ist. Der Therapeut setzt mit einer der genannten Techniken einen Reiz, der über das Nervensystem zu einer reflektorischen Entspannung der umgebenden Weichteilstrukturen führt. Bei akut entzündlichen Gelenkerkrankungen darf die manuelle Therapie nicht angewendet werden, ebenso bei Knochenbrüchen, ausgeprägter Osteoporose und Gefäßkrankheiten.

LEBEN IST BEWEGUNG: Osteopathie ist eine recht junge Behandlungsmethode. Sie befasst sich damit, wie sich das Skelett, die Organe und die Psyche gegenseitig über Muskeln und Bindegewebe, Blutgefäße, Lymphflüssigkeit und Nerven beeinflussen können. Nach dem Prinzip „Leben ist Bewegung" können Osteopathen mit umfassendem anatomischen und physiologischen Wissen und einer Vielzahl von manualtherapeutischen Techniken die ärztliche und physiotherapeutische Behandlung unterstützen.

Genau wie bei der manuellen Therapie arbeiten Physiotherapeuten bei einer Heilmassage vorwiegend mit ihren Händen. Bestimmt haben Sie auch schon mal die Erfahrung gemacht, dass Berührungen wohltuend und schmerzlindernd sein können und deshalb wahrscheinlich auch zu den ältesten Therapieverfahren überhaupt gehören. Heutzutage gibt es viele Formen einer Massagebehandlung, Beispiele sind klassische Massagen, Bürstenmassagen, Fußreflexzonenmassagen oder auch Bindegewebsmassagen. Durch verschiedene Grifftechniken der klassischen Massagetherapie regt der Therapeut die Durchblutung an und initiiert eine bessere Versorgung mit frischem Sauerstoff und neuen Nährstoffen. Dadurch kann er beispielsweise verspannte Muskeln lockern und Verklebungen im Gewebe lösen. In den Leitlinien weisen die Autoren darauf hin, dass bei rheumatoider Arthritis durch Massagen Verbesserungen in Bezug auf Schmerz, Griffkraft und Bewegungsumfang nachgewiesen werden konnten. Wissenschaftliche Studien zeigen, dass klassische Massagen auch bei Arthrose zumindest kurz- bis mittelfristig die Schmerzen lindern und die Beweglichkeit steigern können.

Heilende Ströme

Physiotherapeuten behandeln nicht nur mit den Händen, sondern wenden auch Verfahren aus der sogenannten physikalischen Therapie an. Dazu gehören neben Bäderanwendungen und Inhalationen sowie Wärme- und Kältetherapien auch Behandlungen mit Strom. Zur Anwendung der Elektrotherapie steht heutzutage eine große Auswahl verschiedener Arten von Stromtherapie zur Auswahl. Die Elektrotherapie ist eine sogenannte Reiz-Reaktions-Therapie, bei der durch die direkte Einwirkung von schwachem elektrischen Strom über auf die Haut aufgeklebte Elektroden ein Reiz auf den Körper ausgeübt wird. Dieser reagiert darauf mit gesteigerter Durchblutung, Wärmebildung und Stoffwechselanregung. So lassen sich Schmerzen reduzieren und Muskeln entspannen. Insbesondere die Anwendung der sogenannten transkutanen elektrischen Nervenstimulation (TENS) ist einfach und lässt sich auch zu Hause umsetzen. Hierbei erzeugt ein kleines batteriebetriebenes Gerät Strom, der über die Haut zu den Nerven gelangt, wodurch die Weiterleitung der Schmerzsignale gehemmt werden soll. Krankenkassen übernehmen die Kosten für die Miete eines TENS-Geräts, sofern Ihr Arzt es Ihnen verordnet hat. Die Leitlinienempfehlungen sehen TENS sowohl bei Arthrose als auch bei der rheumatoiden Arthritis als sinnvolles ergänzendes Verfahren zur kurzfristigen Schmerzreduktion.

PERFEKT GEKLEBT: Kinesiotape ist ein elastisches Baumwollband, das der Therapeut direkt auf das betroffene Gelenk klebt. Dabei ist die Technik entscheidend, denn nur an der richtigen Stelle und mit adäquater Zugintensität angebracht wirkt es durch die Stimulation der Hautrezeptoren. Je nach Anlagetechnik können verschiedene Effekte erzielt werden: gesteigerte Durchblutung, verbesserte Lymphzirkulation, veränderter Muskeltonus, verminderte Schwellung. Die Studienlage ist indes noch uneindeutig.

Ergotherapie: wieder aktiv im Leben

Während es bei der Physiotherapie in erster Linie darum geht, die gestörte Funktion eines Gelenks wieder herzustellen, steht bei der Ergotherapie die eingeschränkte Handlungsfähigkeit der Patienten im Vordergrund. Ziel der ergotherapeutischen Behandlung ist es, eine größtmögliche Selbstständigkeit und Handlungsfreiheit zu erhalten oder wiederherzustellen. Ergotherapie ist eine wichtige Säule in der Versorgung von Menschen mit einer rheumatischen Erkrankung, aber auch bei ausgeprägter Arthrose vor allem an den Händen und Fingern sinnvoll. Hierbei stehen der Gelenkschutz sowie das Selbsthilfetraining (Körperhygiene, Fortbewegung, An- und Ausziehen

HILFSMITTEL FÜR JEDEN ZWECK

Sie geben Ihrem Gelenk Halt und Schutz, lassen die Führung in die erwünschte Richtung zu und können die Behandlung einer Gelenkerkrankung unterstützen.

BANDAGE

- Material: elastisch, Kunststoff, elastisches Kompressionsgestrick, Gewebe, Latexstreifen
- Bewegungsmöglichkeiten: flexibel, frei
- Funktion: Gelenkunterstützung als Übergang von einer Verletzung oder Operation in die Belastung/zum Sport
- Einsatzbeispiele: z. B. leichtes Instabilitätsgefühl, beginnende Kniearthrose, Sehnenreizung
- Wirkung: Eigenwahrnehmung verbessern, umliegende Muskeln aktivieren, massieren Weichteilgewebe bei Bewegung

RAHMENORTHESE

- Material: Kunststoff, Metall, Stoff oder Silikon
- Bewegungsmöglichkeiten: Begrenzung der Beugung und Streckung in einstellbaren Stufen
- Funktion: physiologische Führung und Stabilisierung des Gelenks nach Verletzung oder Operation
- Einsatzbeispiele: z. B. Kreuzbandriss, Innenbandläsion, nach Knorpel-OP. Ihr Arzt oder Orthopädietechniker erklärt Ihnen den Umgang mit der Orthese.
- Wirkung: bilden stabilen Kraftschluss um das betroffene Gelenk, schützen vor Fehlbewegungen und lindern somit Schmerzen

STARRE KNIESCHIENE

- Material: Kunststoff, Stoff
- Bewegungsmöglichkeiten: keine; Ruhigstellung in gestreckter oder minimal gebeugter Stellung
- Funktion: Immobilisierung des Kniegelenks in gewünschter Stellung
- Einsatzbeispiele: Akutversorgung nach Knieverletzung, z. B. Meniskusriss oder Patellaluxation
- Wirkung: halten das betroffene Gelenk in einer Position, dadurch verhindern von (falschen) Bewegungen und lindern von Schmerzen

usw.) im Vordergrund. Gelenkschutz bedeutet dabei die Aufklärung über gelenkschonendes Verhalten sowie die Durchführung entsprechender Übungen. Damit soll der Betroffene befähigt werden, sich trotz vorhandener Einschränkung ein möglichst hohes Maß an Lebensqualität zu erhalten. Im Zuge des Funktionstrainings kommen handwerkliche und gestalterische Techniken zum Einsatz. Des Weiteren passt der Ergotherapeut zusammen mit dem Patienten die häusliche und berufliche Umgebung nach dem Prinzip des Gelenkschutzes und der Ergonomie an. Da geht es dann etwa um die Anschaffung eines adäquaten Stuhls und Schreibtischs sowie bestimmte Umbaumaßnahmen in der Wohnung (wie Haltegriffe, Treppenlift) zur Erleichterung der Mobilität. Auch die Abklärung der Versorgung mit Schienen und Hilfsmitteln wie Anziehhilfen, Bandagen, Sitzerhöhungen, Kompressionsstrümpfe oder Gehhilfen fällt in den Kompetenzbereich von Ergotherapeuten.

Helfer für den Übergang

Manchmal ist es unumgänglich, ein Gelenk durch den Einsatz von Bandagen oder Orthesen zu entlasten. Solche Hilfsmittel gibt es für jedes Gelenk. Bandagen sind wie ein Stützstrumpf, der dem Gelenk beispielsweise nach einer ausgestandenen Verletzung mehr Stabilität verleihen soll. Durch die Kompression der Bandage auf das Gewebe aktiviert sie zudem die gelenknahen Muskeln. Bei einigen Modellen sind auch kleine Polster eingearbeitet, die an bestimmten Stellen des Gelenks einen Druck ausüben und somit auch propriozeptiv wirken, also für eine bessere Wahrnehmung der Stellung Ihres Gelenks sorgen. Grundsätzlich sollten Bandagen immer nur über einen begrenzten Zeitraum getragen werden, denn das Ziel ist, dem System Gelenk-Muskel-Sehne-Nerv die Arbeit wieder komplett selbst zu überlassen.

Im Gegensatz zu einer Bandage ist eine Orthese ein medizinisches Hilfsmittel, welches das betroffene Gelenk deutlich entlasten soll. Eine Versorgung mit einer solchen Schiene ist zum Beispiel im akuten Fall einer Entzündung und bei starken Schmerzen sinnvoll, ebenso nach einem Unfall und bei Instabilität eines Gelenks oder einer fortgeschrittenen Arthrose. Sie gibt dem Gelenk Halt, verhindert Bewegungen, die schmerzhaft sind, und erlaubt nur das Bewegen in die erwünschte Richtung bis zu einem vorgegebenen Ausmaß. Somit stabilisiert und schont sie ein Gelenk zugleich. Es wird auf diese Weise unterstützt, sodass es sich in Ruhe erholen und regenerieren kann und Überlastungen vermieden werden. Orthesen sind zumeist komplexer als Bandagen und bestehen aus unterschiedlichen Materialien und Festigkeiten. Sie können starr oder flexibel eingestellt werden, auch maßgefertigte Modelle sind möglich. Speziell für Rheumatiker gibt es eine große Auswahl an Gelenkschienen für die Hände und Füße, die gegebenenfalls auch zur Haltungskorrektur eingesetzt werden können. Sofern Ihr Arzt eine Orthese begründet verordnet, zahlen die Kassen diese in der Regel auch. Die Erstattung bezieht sich aber auf ein bewährtes Standardmodell, sodass Sie den Differenzbetrag bei Auswahl eines exklusiveren Modells selbst tragen müssen.

Kleine Einlagen – große Wirkung

Manchmal haben kleine Veränderungen große Auswirkungen. So können individuell angefertigte Schuheinlagen das berühmte Zünglein an der Waage sein und einen entscheidenden Baustein im Therapiekonzept darstellen. Einlagen als verordnungsfähige Hilfsmittel helfen nicht nur bei Schmerzen und Problemen an den Füßen oder bei Fußfehlstellungen. Der Körper kann X- und O-Beine, muskuläre Defizite, Beinlängendifferenz und Hüftbeschwerden über einen langen Zeitraum kompensieren, aber irgendwann kippt das System und Schmerzen treten plötzlich an Stellen auf, wo eigentlich überhaupt kein Problem vorliegt. Orthopäden sprechen dann von einem Verkettungssyndrom.

Um dem Grund des Unheils auf die Schliche zu kommen und Sie schließlich mit der optimalen Einlage zu versorgen, ist eine computergesteuerte Video-Ganganalyse mit kombinierter Fußdruckmessung hilfreich, auch wenn die Kasse dafür leider nicht die Kosten übernimmt. Durch die aufgezeichneten Bewegungsabläufe und gegebenenfalls dabei herausgefilterten Asymmetrien lassen sich jedoch deutlich mehr Informationen gewinnen als durch einen bloßen statischen Abdruck in Formschaum. Der Orthopädietechniker hat viele Möglichkeiten, um eine Einlage individuell zu bearbeiten. Von Pufferabsätzen über Innen- oder Außenranderhöhungen bis hin zu Abrollhilfen und Weichbettungen gibt es zahlreiche Varianten, die alle das gleiche Ziel verfolgen: das Zusammenspiel von Gelenken und

Muskeln optimieren, um das Gehen wieder schmerzfrei zu ermöglichen und damit die Mobilität zu verbessern.

Stehen insbesondere muskuläre Dysbalancen als Ursache der Beschwerden im Vordergrund, können sogenannte sensomotorische (auch: propriozeptive) Einlagen helfen. Dabei stimulieren kleine Korkplättchen in den dünnen Einlagen die Füße an vorher ausgetesteten Punkten. Verspannte Muskeln lassen locker, vernachlässigte Muskeln werden aktiviert. Auf diese Weise lassen sich Gelenkfehlbelastungen verhindern. Krankenkassen übernehmen die Kosten auf Anfrage je nach ärztlicher Begründung.

Bewegung zählt

Sobald nach einer akuten Gelenkschmerzphase durch die bisher genannten Maßnahmen Sport möglich ist, sollten Sie sich regelmäßig bewegen. Vertrauen Sie in der Belastungsaufbauphase nach einer Gelenkverletzung oder bei vorliegenden Gelenkerkrankungen auf die Expertise eines Therapeuten und trainieren zu Beginn unter kontrollierten Bedingungen. Das verhindert Fehlbelastungen, sorgt für mehr Gelenkgesundheit und Sie haben Übungen, die Sie künftig auch zu Hause umsetzen können.

TRAINING IM WASSER: Bewegung ohne Belastung – diese Vorgabe für jedes Gelenktraining lässt sich sehr gut im Wasser umsetzen. Auch bereits geschädigte Gelenke können Sie im Wasser noch recht schmerzfrei bewegen, ohne Sturz- und Verletzungsgefahr. Viele Studien belegen, dass ein regelmäßiges Work-out im Wasser noch wirksamer ist als herkömmliche Krankengymnastik, da der Wasserwiderstand die Effekte jeder Übung verstärkt. Auch Ihr Herz-Kreislauf-System profitiert davon.

Weitere Möglichkeiten sind etwa „Krankengymnastik am Gerät“ (KGG), „Medizinische Trainingstherapie“ (MTT), „Sport- und Bewegungsmedizin“, „Rehasport“ oder „Funktionstraining“. Regelmäßiges physiologisches Bewegen der Gelenke ist entscheidend, um sich keine Schonhaltung anzueignen und einer dauerhaften Bewegungseinschränkung entgegenzuwirken. Bei Rheuma, Arthrose und Gicht sind die Expertenempfehlungen eindeutig: Im akuten Stadium oder im akuten Schub der Erkrankung brauchen die betroffenen Gelenke Ruhe, doch sobald die aktive Entzündung rückläufig ist, ist regelmäßige Bewegung gut. Dadurch lassen sich Schmerzen lindern und die Funktion verbessern. Häufige kürzere Übungseinheiten sind dabei besser als seltene längere. Positive Effekte sind allerdings erst nach etwa sechs Wochen bemerkbar.

Energiefluss durch Nadelstiche

Ergänzend zu den Therapieverfahren der klassischen Schulmedizin haben sich in der Behandlung von Gelenkschmerzen auch einige alternative Behandlungsmethoden etabliert allen voran die Akupunktur. Sie ist ein Teilbereich der Traditionellen Chinesischen Medizin (TCM) und beruht auf der Annahme, dass die lebenswichtigen Körpersäfte und die Lebensenergie (Qi) in bestimmten Bahnen („Meridiane") durch den Körper fließen und somit alle Organe und Funktionskreise miteinander verbinden. Nach dem Verständnis der TCM liegt jeder Krankheit eine Störung beziehungsweise Stauung innerhalb dieser Zirkulation zugrunde. Diese kann durch Akupunkturnadeln an den richtigen Stellen im Verlauf der Meridiane wieder in Fluss gebracht und damit der Körper zur Selbstheilung angeregt werden. Obwohl Wissenschaftler die Meridiane bis heute nicht nachweisen konnten, gibt es Hinweise für eine Wirksamkeit, insbesondere bei chronischen Arthroseschmerzen. Am besten erforscht ist die Effektivität der Akupunktur bei der Kniegelenksarthrose, weshalb die gesetzlichen Krankenkassen sie bei dieser Diagnose auch erstatten. Bei anderen Diagnosen ist Akupunktur in der Regel selbst zu zahlen. Prüfen Sie für sich, ob Sie einen Versuch wagen wollen und ob diese Anwendung für Sie Linderung bringt.

Für eine spürbare Linderung der Arthroseschmerzen sind gewöhnlich mehrere Akupunktursitzungen erforderlich. Eine spezielle Form der Akupunktur ist die sogenannte Triggerpunktakupunktur, bei der der Therapeut vorher manuell ertastete lokale Triggerpunkte mit Akupunkturnadeln behandelt. Triggerpunkte sind Zeichen eines Entzündungsgeschehens, das an ganz anderer Stelle im Körper Beschwerden verursachen kann. Durch den Nadelstich in einen Triggerpunkt setzt der Therapeut einen Impuls, woraufhin der Muskel entspannt, die Schmerzen nachlassen und sich die Beweglichkeit verbessert.

URALTE UND NEUE BEHANDLUNGEN

Auch bei Gelenkschmerzen werden alternative Ansätze erprobt. Kassenleistungen sind sie aber noch nicht.

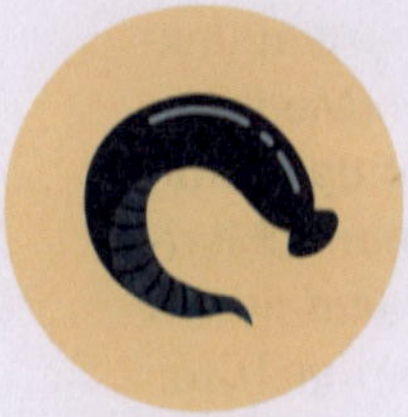

Die Blutegeltherapie ist eine der ältesten Behandlungsmethoden der Welt. Die Substanzen im Speichel der Egel wirken stoffwechselanregend, schmerzstillend und antientzündlich und verbessern die Gelenkbeweglichkeit insbesondere bei Arthrose, Gelenkschmerzen und Sehnenentzündungen. Sie wird allerdings von den gesetzlichen Kassen nicht übernommen und in den Leitlinien nicht empfohlen.

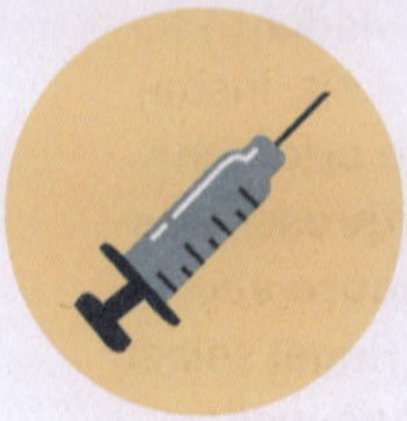

Schmiermittel-Ersatz: Hyaluronsäure ist sowohl natürlicher Bestandteil des hyalinen Knorpels als auch der Gelenkflüssigkeit, nimmt mit dem Alter jedoch ab und verliert ihre Viskosität, insbesondere bei vorliegender Arthrose. Ziel ist eine Verbesserung der Knorpelsubstanz und der Zusammensetzung der Gelenkflüssigkeit durch steriles Einbringen von synthetisch hergestellter Hyaluronsäure ins Gelenk. Derzeit gibt es noch keine Empfehlung in den Leitlinien und die Kosten werden – genau wie bei der Eigenbluttherapie – nicht von den gesetzlichen Krankenkassen übernommen.

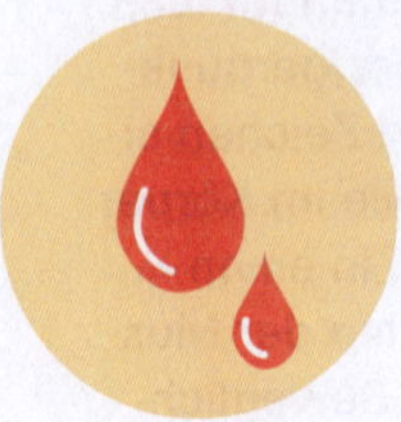

Wirkstoff Eigenblut: Bei diesem Verfahren nimmt Ihr Arzt eine geringe Menge Blut ab. Er stellt die Spritze mit Ihrem Blut für einige Minuten in eine sogenannte Zentrifuge, die die festen Blutbestandteile (Blutzellen) vom flüssigen Plasma trennt. In dem Plasma befinden sich nun Wachstumsfaktoren, Reparaturenzyme und antientzündliche Botenstoffe, die Ihr Arzt dann in das betreffende Gelenk spritzt. Ziel ist es, am Ort der Entzündung beziehungsweise des Verschleißes die körpereigene Regeneration anzustoßen.

Schmerzmittel ja, aber nur vorübergehend

Schmerzen in den Gelenken sind mitunter unerträglich. Schmerzmittel können für Linderung sorgen, sollten aber mit Vorsicht eingesetzt werden.

Arthrose, Rheuma, Gicht und akute Verletzungen haben eines gemeinsam: Sie verursachen Schmerzen an den Gelenken, die wiederum zur Bewegungseinschränkung führen können und damit Ihre Lebensqualität vermindern. In der Akutphase der Gelenkbeschwerden helfen Ruhe und Schonung, Kälte- beziehungsweise Wärmeanwendungen oder von außen aufgebrachte Wirkstoffe in Form von Wickeln oder Salbenverbänden (siehe Seite 169). Manchmal ist es damit allein jedoch nicht getan und die Schmerzen wollen einfach nicht verschwinden.

Aber gerade für die Gelenke ist es wichtig, schnell wieder in Bewegung zu kommen, um Verschleißprozesse aufzuhalten. Dabei ist es aber nicht der Verschleiß selbst, der Schmerzen verursacht, sondern genau wie bei Gicht und Rheuma sind auch bei einer Arthrose Entzündungen dafür verantwortlich: Die Menge und Zusammensetzung der Gelenkflüssigkeit ist verändert, die Unterversorgung insbesondere des Knorpels verstärkt sich durch mangelnde Aktivität, abgeschabte Knorpelpartikel führen zur Reizung und scheuern im Gelenkinnenraum wie Sandkörner – ein Signal für den Körper, Entzündungsprozesse in Gang zu setzen. Das betroffene Gelenk schwillt schließlich an, fühlt sich gegebenenfalls auch warm an und tut weh.

Sowohl bei einer rheumatischen Erkrankung als auch bei Gicht ist eine sogenannte Basistherapie (siehe Seite 34) von entscheidender Bedeutung. Dabei ist es das Ziel, mittels einer Dauerbehandlung weiteren Gichtanfällen beziehungsweise Rheumaschüben vorzubeugen, um somit bleibende Gelenkschäden oder gar eine Gelenkversteifung zu verhindern. Neben spezifischen Gicht- (siehe Seite 36) beziehungsweise Rheumamedikamenten (siehe Seite 41) setzen Ärzte bei beiden Krankheiten auch gezielt Schmerzmittel ein, insbesondere zur kurzfristigen Hilfe in der Akutphase. Im Gegensatz zur Gicht sowie zu rheumatischen Erkrankungen gibt es für eine Arthrose keine therapeutische Dauermedikation, hier ist die Therapie rein symptomatisch und soll dabei helfen, Schmerzspitzen zu bekämpfen und die aktivierte schmerzhafte Arthrose wieder in den Zustand der „stummen", das heißt, schmerzfreien oder zumindest schmerzarmen Phase zu überführen.

MUSKELWEICHMACHER: Bei schmerzhaften Gelenkerkrankungen sind gelegentlich zusätzliche Medikamente erforderlich, um die Wirkung von Schmerzmitteln zu verbessern. Dazu zählen die sogenannten Muskelrelaxanzien. Dabei handelt es sich um Medikamente, die den Tonus der Skelettmuskulatur herabsetzen und somit zu einer Entspannung führen. Methocarbamol etwa hilft bei schmerzhafter Muskelverspannung oder unangenehmem Hartspann der Muskulatur. Der Anwendungszeitraum sollte 30 Tage nicht überschreiten.

Eine Chronifizierung verhindern

Schmerzmittel sind als Ergänzung zur Gelenktherapie nicht wegzudenken. Egal, aus welchem Grund Ihre Gelenke wehtun, sie helfen meistens schnell und zuverlässig. Mittlerweile gibt es allerdings so viele Mittel gegen Schmerzen, dass man im Pillendschungel leicht die Orientierung verlieren kann. Die WHO hat daher ein sogenanntes Stufenschema für den Einsatz von Medikamenten gegen Schmerzen herausgegeben. Dieses besteht aus drei Stufen, begonnen wird immer mit einem Medikament auf der untersten Stufe. Reicht dies nicht zu einer adäquaten Schmerzlinderung aus, wählt Ihr Arzt eines der nächsthöheren Stufe oder fügt eine dieser stärkeren Substanzen zum ursprünglichen Mittel hinzu.

Das Ziel dieser Therapie nach dem Stufenschema ist eine frühzeitige Beschwerdefreiheit, um somit eine Chronifizierung des Schmerzes zu verhindern. Denn ist diese erst mal eingetreten, macht das die Therapie noch schwieriger: Ständige Schmerzreize verändern die Abläufe im Zentralnervensystem, dadurch entsteht das sogenannte Schmerzgedächtnis, der Schmerz hat sich dann regelrecht in das Nervensystem „eingebrannt". Ist das der Fall, helfen nur noch komplexe Strategien, sogenannte multimodale Konzepte, bestehend aus verschiedenen Maßnahmen wie beispielsweise Medikamente, Physiotherapie, physikalische Maßnahmen und psychologisch-verhaltenstherapeutische Methoden. Zu beachten gilt es hierbei immer, dass nicht jedes Mittel bei jedem Menschen und jedem Beschwerdebild gleich wirkt, der Arzt deshalb Schmerzen immer individuell behandeln muss.

Schmerzmittel der ersten Wahl

Die wohl bekanntesten Schmerzmittelwirkstoffe sind Acetylsalicylsäure, Paracetamol, Ibuprofen und Diclofenac. Zusammen mit weiteren Substanzen wie Naproxen, Metamizol, Etoricoxib und Celecoxib stehen sie auf Stufe eins des WHO-Schemas und sind somit erste Wahl bei Schmerzen. Zusammengefasst bezeichnen Mediziner die genannten Wirkstoffe als „Nichtopiodanalgetika", also Schmerzmittel, die keine Opiate enthalten. Eine weitere Unterteilung auf dieser Stufe der Schmerztherapie erfolgt in Mittel mit und ohne entzündungshemmende Wirkung. Die sogenannten nichtsteroidalen Antirheumatika (NSAR) mit den bekanntesten Vertretern Diclofenac und Ibuprofen wirken gegen Entzündungen und Schmerzen und helfen in der Regel schnell und zuverlässig bei akuten Gelenkschmerzen. NSAR enthalten kein Kortison und unterdrücken die Produktion körpereigener Schmerz- und Entzündungsstoffe, insbesondere der sogenannten Prostaglandine. Diese maßgeblich an Entzündungsprozessen beteiligten körpereigenen Hormone benötigen für ihre Wirksamkeit bestimmte Enzyme, die sogenannten Cyclooxygenasen. NSAR wirken genau dort und hemmen diese Enzyme, daher bezeichnet man sie auch als Cyclooxygenasehemmer (kurz: COX-Hemmer). Problem: Diese Enzyme dienen auch dem Schutz der Magenschleimhaut, weshalb Ibuprofen und Diclofenac häufig Entzündungen (auch mit Blutungen) im Magen oder Darm mit sich bringen. Um diese unliebsame und mitunter auch gefährliche Nebenwirkung zu verhindern, haben Wissenschaftler mit den sogenannten COX-2-Hemmern Substanzen auf den Markt gebracht, die nicht mehr auf Magen und Darm schlagen. Allerdings hat sich später herausgestellt, dass diese Coxibe wie Etoricoxib und Celecoxib bei längerer

Anwendung kardiale Nebenwirkungen wie Herzrhythmusstörungen, Herzinfarkte und Schlaganfälle auslösen können. Vor Einnahme von NSAR sollten Sie deshalb immer mit Ihrem Arzt abklären, ob Ihr Herz oder Ihr Verdauungssystem anfällig für Nebenwirkungen ist und sich erst daraufhin für ein bestimmtes Präparat entscheiden.

SCHUTZ FÜR IHREN MAGEN: Omeprazol, Esomeprazol und Pantoprazol gehören zur Medikamentenklasse der sogenannten Protonenpumpeninhibitoren (kurz: PPI) und hemmen die Abgabe von Magensäure. Sie werden häufig eingesetzt, um die Nebenwirkungen von Schmerzmitteln, die oft auf den Magen schlagen, zu reduzieren. Für eine beste Wirkung sollten Sie PPI nüchtern einnehmen. Vorsicht: Auch PPI selbst können Nebenwirkungen wie Schwindel, Kopfschmerzen und bei längerer Einnahme auch Osteoporose verursachen.

Ebenso zu den nichtsteroidalen Antirheumatika, damit auch auf Stufe eins des WHO-Stufenschemas eingeordnet, gehören die Wirkstoffe Paracetamol und Metamizol. Sie spielen in der orthopädischen Praxis allerdings eine eher untergeordnete Rolle, da sie nicht beziehungsweise nicht stark gegen Entzündungen wirken. Sie senken als sogenannte antipyretische Analgetika Fieber und lindern Schmerzen. Aber auch diese beiden Präparate dürfen Sie nicht ohne Bedacht einnehmen, da Paracetamol bei zu hohen Dosen schwere Leberschäden verursachen kann und Metamizol als stärkstes wirksames Schmerzmittel der Stufe eins zu lebensbedrohlichen allergischen Reaktionen und gefährlichen Störungen der Bildung weißer Blutkörperchen und damit Ihres Abwehrsystems führen kann. Bei Einnahme von Metamizol sollten Sie deshalb regelmäßig Ihr Blutbild kontrollieren lassen. Gerade die Tatsache, dass viele Schmerzmittel der Stufe eins frei verkäuflich sind (zum Beispiel Paracetamol bis 500 mg, Ibuprofen bis 400 mg und Diclofenac bis 25 mg), verleitet zu der Annahme, dass diese keine oder nur vernachlässigbare Nebenwirkungen haben. Ich weise jedoch meine Patienten regelmäßig ausdrücklich darauf hin, dass es sich dabei um eine Fehlannahme handelt. Außerdem sollten Sie bei einer bestehenden Erkrankung die bereits vorliegende Medikation und deren potenzielle Wechselwirkungen mit NSAR mit Ihrem Arzt besprechen.

HILFSMITTEL KORTISON: Kortison ist kein Schmerzmittel im klassischen Sinne und taucht deshalb nicht im WHO-Schema auf. Da es jedoch stark entzündungshemmend wirkt, kann es auch Schmerzen reduzieren und Schwellungen des Gelenks abbauen. Als sogenannte Co-Medikation können Ärzte es auf jeder Stufe des Schmerzmittelschemas zusätzlich einsetzen. Da Kortison als Hormon der Nebenniere viele Vorgänge im Körper reguliert, gibt es zahlreiche Nebenwirkungen, insbesondere eine erhöhte Infektanfälligkeit.

Opioide: Linderung mit Risiko

Im Idealfall – und das ist das Ziel der in diesem Buch beschriebenen Behandlungsansätze – kommen Sie niemals über die Medikamente der ersten Stufe hinaus. Reichen diese allerdings nicht aus, um die Beschwerden adäquat in den Griff zu bekommen, hat Ihr Arzt die Möglichkeit, Schmerzmittel der zweiten Stufe des WHO-Schemas zu verschreiben. Ab dieser Stufe gibt es keine frei verkäuflichen Präparate mehr, da die hier zum Einsatz kommenden Wirkstoffe sehr stark sind und viele ungünstige Nebenwirkungen mit sich bringen können. Deshalb sollten sie ausschließlich unter ärztlicher Aufsicht eingenommen werden.

Insbesondere die schwachen bis mittelstarken Opioide Tramadol, Dihydrocodein und Tilidin sind auf dieser Stufe die Mittel der Wahl. Dabei handelt es sich um künstlich erzeugte, dem Wirkstoff des Schlafmohns (Opium) nachempfundene Präparate. Opioide wirken in Ihrem Körper ähnlich wie Endorphine, die Sie nicht nur als „Glückshormone" in eine euphorische Stimmung versetzen, sondern zudem eine schmerzhemmende Wirkung haben, indem sie die Schmerzübertragung vor allem im Gehirn und Rückenmark drosseln. Genau in diesem zentralen Angriffspunkt der Opioide liegt eine der größten Gefahren, nämlich das hohe Abhängigkeitspotenzial. Die Suchtgefahr ist vor allem deshalb groß, weil Opiate bei einer langfristigen Einnahme immer schwächer wirken. Es kommt also zu einer Toleranzentwicklung, mit der Folge, dass die Dosis immer weiter gesteigert werden muss, um die gleiche Wirkung zu erzielen. Aus diesem Grund ist es sehr wichtig, dass Ihr Arzt Opioide zum Ende

SCHMERZMITTEL RICHTIG EINSETZEN

Schmerzmittel sollten möglichst nur kurzfristig angewendet werden. Bei der Einnahme sollten Sie noch mehr beachten.

- Bei der Einnahme von Medikamenten ist grundsätzlich zu beachten: Befolgen Sie immer die Anweisungen Ihres Arztes zu Dosierung, Häufigkeit und Dauer der Einnahme des Medikaments. Ändern Sie niemals die Dosierung auf eigene Faust oder setzen Sie Medikamente nie in Eigenregie ab. Wenn bei Ihnen unerwünschte Nebenwirkungen auftreten sollten, besprechen Sie das mit Ihrem Arzt. Er wird Sie umfassend beraten und mit Ihnen über eine Anpassung der Medikation sprechen. Haben Sie immer Ihren Medikationsplan parat, sodass Ihr Arzt die Wechselwirkungen Ihrer Medikamente mit den Schmerzmitteln prüfen kann.

- Lagern Sie Ihre Medikamente an einem kühlen, trockenen Ort, der vor Sonneneinstrahlung und Feuchtigkeit geschützt ist. Überprüfen Sie das Verfallsdatum regelmäßig und entsorgen Sie abgelaufene Medikamente gemäß den örtlichen Vorschriften. Sind Sie unsicher, fragen Sie in Ihrer Apotheke nach.

- Nehmen Sie die Medikamente nach Packungsanweisung ein. In der Regel sollten Sie Medikamente mit ausreichend Flüssigkeit zu sich nehmen. Sie sollten sie am besten gerade sitzend einnehmen, so können Sie Tabletten besser schlucken. Manche Schmerzmittel müssen vor dem Essen eingenommen werden. Andere können Sie für eine bessere Magenverträglichkeit nach dem Essen nehmen.

- Trinken Sie keinen Alkohol, während Sie Medikamente einnehmen, das betrifft in besonderem Maße Schmerzmittel.

- Kombinieren Sie verschiedene Schmerzmittel nicht ohne Rücksprache mit Ihrem Arzt miteinander. Wenn Sie sich Schmerzmittel selbst kaufen, gilt die Faustregel, dass sie maximal vier Tage hintereinander und nicht mehr als zehn Tage im Monat angewendet werden sollten.

- Besprechen Sie mit Ihrem Arzt, ob die Einnahme eines Medikaments für Magen- und Darmschutz in Ihrem Fall sinnvoll ist.

- Wenn Sie längerfristig Schmerzmittel einnehmen müssen, besprechen Sie mit Ihren Arzt, ob es sinnvoll ist, regelmäßig Ihre Nieren- und Leberwerte zu überprüfen.

der Behandlung nur langsam und schrittweise absetzt, da andernfalls Entzugssymptome auftreten können, die die Gefahr von Rückfällen mit sich bringen.

PFLASTER GEGEN QUÄLENDE SCHMERZEN: Das Opioid Fentanyl ist um ein Vielfaches wirksamer als Morphin und gehört zu den wichtigsten Mitteln gegen starke Schmerzen. Kann es aufgrund einer Erkrankung nicht als Pille über den Magen-Darm-Trakt eingenommen werden, können Sie Fentanyl als Pflaster auf die Haut kleben. Die Wirkung hält etwa drei Tage an. Das Risiko starker Nebenwirkungen macht in den ersten zwölf Stunden nach Anwendung eine ständige ärztliche Überwachung notwendig.

Die stärksten Schmerzkiller

Sind auch die Schmerzmittel der zweiten Stufe nicht ausreichend wirksam, stehen als stärkste Präparate überhaupt die Opiate der dritten Stufe des WHO-Schemas zur Verfügung. Das Verschreiben von Mitteln wie Morphin, Oxycodon oder Fentanyl erfordert ein spezielles Betäubungsmittelrezept und muss in der Hand eines Spezialisten liegen, beispielsweise eines Schmerztherapeuten. Denn genau wie bei den schwächeren Opioiden besteht hier neben dem Suchtpotenzial die Gefahr ernster Wechselwirkungen mit anderen Medikamenten wie Schlafmittel und Psychopharmaka. Unter den zahlreichen Nebenwirkungen sind insbesondere zu Beginn der Therapie unter anderem Schwindel, Übelkeit, Juckreiz, Verstopfungen, Reaktions- und Konzentrationsstörungen zu nennen. Ihr Therapeut sollte Opioide deshalb nur so viel und so lange wie absolut nötig und so wenig und so kurz wie möglich einsetzen, um nach kurzer Zeit alternative Behandlungswege anzubieten. Stark wirksame Opiate können beispielsweise bei sehr starken Schmerzen als Übergang bis zum operativen Gelenkersatz infrage kommen.

Es gibt kein Medikament ohne Nebenwirkungen, schon gar keine Wunderpille. Greifen Sie deshalb nicht gleich zum Schmerzmittel, wenn es mal knackt und zwackt im Gelenk. Und falls es doch mal nicht anders geht, sollten Sie sich von Ihrem Arzt beraten lassen.

Schmerzlinderung in Eigenregie

Treten Gelenkbeschwerden plötzlich auf, sollten Sie ein paar Werkzeuge für schnelle Selbsthilfe im Koffer haben. Probieren Sie aus, was zu Ihnen passt.

Physiotherapie, Schmerzmittel, die Übungen aus diesem Buch – alles Behandlungen, die richtig eingesetzt sinnvoll und effektiv sind. Vergessen sollten Sie aber auch nicht die traditionellen Haus- und Naturmittel, die gerade bei Schmerzen an den Gelenken schon seit Generationen eingesetzt werden. Sie können Therapien auch kombinieren und dadurch den für Sie persönlich richtigen Mix erstellen. Was Ihnen hilft, wird Teil Ihres individuellen Therapiekonzepts, für alles andere gilt: Probieren Sie es einfach aus!

Sehr einfach in der Anwendung sind thermische Verfahren, also die gezielte Nutzung von Wärme und Kälte. Während chronische Erkrankungen meist besser auf Wärme ansprechen, sollten Sie bei schmerzenden entzündlichen Gelenken wie bei der rheumatoiden Arthritis oder im akuten Gichtanfall eher zur Kälte greifen. Keine Angst, Sie benötigen keine Sauna oder Kältekammer zu Hause: Ganz unkompliziert ist die Anwendung von gelgefüllten Kühlkompressen, sogenannten Coolpacks. Damit diese für den Fall der Fälle immer schnell greifbar sind, lagern Sie sie am besten im Eisfach und bedienen sich dann bei Bedarf. Achten Sie jedoch darauf, dass Sie das Coolpack nicht direkt auf die Haut legen, sondern immer mit einem Baumwolltuch umwickeln, um Hautschädigungen zu vermeiden. Entfernen Sie das Kältepack wieder, wenn der angenehme Kältereiz in einen unangenehmen Schmerz übergeht, spätestens nach 20 Minuten jedoch in jedem Fall. Bei Bedarf können Sie das Coolpack erneut verwenden. Kälte verengt die Blutgefäße und damit die Durchblutung der betroffenen Körperregion. Die Nerven leiten unter der Kälteeinwirkung Signale langsamer weiter, wodurch das Schmerzempfinden herabgesetzt ist. Schließlich führt sie zum Abschwellen des Gewebes und zur Eindämmung der Entzündungsreaktion.

Wohlig warm

Im Gegensatz zur Kälte fördert ein Wärmereiz die Durchblutung, regt den Stoffwechsel an, versorgt das behandelte Gelenk besser mit Nährstoffen und Sauerstoff und hilft beim schnellen Abtransport von Schadstoffen. Bei Muskelverspannungen und chronischen Gelenkschmerzen nimmt dies die Beschwerden und macht die Gelenke und Muskeln wieder entspannter und beweglicher. Ideal zur Wärmeanwendung zu Hause eignet sich eine mit heißem Wasser gefüllte Wärmflasche oder ein Kirschkernsäckchen, das Sie vorher im Backofen oder in der Mikrowelle erhitzen. Um Verbrühungen und Verbrennungen zu vermeiden, ist es auch hier wichtig, dass Sie die Wärmequelle zunächst mit einem Tuch umhüllen, bevor Sie diese auf das betroffene Gelenk legen. Lassen Sie die Wärme so lange einwirken, wie sie sich angenehm anfühlt. Alternativ zur Wärmflasche können Sie auch einen warmen Umschlag oder einen warmen Wickel anwenden: Umwickeln Sie Ihr Gelenk mit einem ausgewrungenen feuchtwarmen Handtuch und umwickeln Sie dieses nochmals mit einem auf der Heizung angewärmten zweiten Handtuch. Lassen Sie die feuchte Wärme etwa 30 Minuten einwirken.

Auch bei einer Daumen-, Finger- und Handarthrose im nicht entzündlichen Stadium tut Wärme gut, lindert die Beschwerden und verbessert die Beweglichkeit. Bedienen Sie sich dabei einer Methode aus der Ergotherapie: Tauchen Sie Ihre Hände für wenige Sekunden in flüssiges, etwa 50 Grad warmes Paraffin (im Fachhandel erhältlich), und ziehen Sie sie dann wieder vorsichtig heraus. Ihre Hände sind nun von einer dünnen, warmen Paraffinschicht bedeckt – ähnlich wie Wachs. Warten Sie kurz, bis sich das Paraffin erhärtet hat und wiederholen Sie den Vorgang mehrmals. Die Anwendung sollte insgesamt 20 Minuten dauern. Wenn Sie darüber jetzt noch Handschuhe anziehen, lässt sich die Wärme länger konservieren.

LINSENBAD FÜR HÄNDE UND FÜSSE: Eine effektive Übung mit gleichzeitiger Wärmetherapie für Arthrosen an Händen und Füßen ist das Linsenbad. Erwärmen Sie eine ausreichende Menge Linsen in einer großen Keramikschüssel im Backofen, bis die Linsen eine für Sie angenehme Temperatur erreicht haben. Dann vergraben Sie Ihre Hände oder Füße im Linsenbad und führen für etwa zehn Minuten Greifübungen aus, indem Sie vorsichtig gegen den Widerstand kneten.

Hausmittel gegen die Schmerzen

Die Anwendung thermischer Reize lässt sich ideal mit der therapeutischen Wirkung von Heilpflanzen, Kräutern und Gemüse verbinden. Solche Wickel und Auflagen sind vor allem Bestandteil der Naturheilkunde und in diesem Kontext erprobte Anwendungen. Insbesondere Gelenkschmerzen und -schwellungen lassen sich nicht nur innerlich, sondern auch äußerlich gut behandeln. Diesbezüglich sind vor allem Wickel mit pflanzlichen Auszügen wie Arnika, Beinwell, Rosmarin, Ingwer, Bockshornklee oder Kohl bekannt. Auflagen mit Kohlblättern sind leicht selbst zu machen. Für die entzündungshemmende Wirkung von Weißkohl und Wirsingkohl sind vor allem die enthaltenen Senföle verantwortlich. Um möglichst viel Senföl aus dem Kohl ans Gelenk zu bringen, walken Sie zwei bis drei Kohlblätter, die Sie gewaschen, abgetupft und von den starren Mittelrippen befreit haben, mit einer Flasche, bis etwas Saft austritt. Dann fixieren Sie die Kohlblätter auf dem entzündlich-schmerzhaften Gelenk mit einem Tuch, umwickeln es mit einer Mullbinde und lassen es über Nacht einwirken. Um die Beschwerden und Schmerzen bei einer Arthrose zu lindern, sollten Sie dies über mehrere Wochen jede Nacht wiederholen.

KNEIPPEN FÜRS GELENK: Zwar wurde Wasser in unterschiedlicher Form schon lange vor ihm als Heilmittel angewendet, aber erst der deutsche Priester Sebastian Kneipp machte die Hydrotherapie vor über 150 Jahren so richtig populär. Die nach ihm benannten Verfahren umfassen unter anderem Waschungen, Güsse, Voll- und Teilbäder, Wickel, Auflagen, Packungen und Wassertreten. Kneipp-Therapien können auch bei schmerzhaften Gelenken helfen. Probieren Sie es einfach mal aus.

Neben Kohl ist der Quarkwickel ein weiterer Auflagen-Klassiker. Hauptindikation sind überwärmte Gelenke, insbesondere bei Arthrose. Kasein als Hauptbestandteil von Quark kann eine entzündungshemmende und abschwellende Wirkung haben, während der kühlende Effekt auf den Flüssigkeitsgehalt des Quarks zurückzuführen ist. Die Flüssigkeit verdunstet auf der Haut und erzeugt dabei eine Kälte, die Sie bei einer Entzündung als wohltuend empfinden. Verteilen Sie normalen Speisequark aus dem Kühlschrank fingerdick auf einem Baumwolltuch und legen dies mit dem Aufstrich nach außen auf das Gelenk. Bedecken Sie diese Auflage mit einem zweiten Tuch und lassen es etwa 30 Minuten einwirken, mindestens jedoch so lange, bis der Quark durchgewärmt ist und anfängt zu bröseln. Bei ausgeprägten Entzündungen können Sie auch zwei bis drei Wickel nacheinander anlegen.

Entspannung mit System

Stress kann sowohl bei einer Arthrose als auch bei einer rheumatoiden Arthritis die Beschwerden verschlechtern und Krankheitsschübe auslösen. Dabei können nicht nur ein Streit mit der Partnerin oder Konflikte und Überforderung am Arbeitsplatz Stress verursachen, auch Schmerzen sind auf Dauer belastend für die Psyche, was wiederum das Schmerzempfinden verstärkt – und schon beginnt der Teufelskreis. Gerade bei Gelenkerkrankungen sind deshalb der richtige Umgang mit Stress und Entspannung existenziell. Auch wissenschaftliche Untersuchungen zeigen, dass Entspannungstechniken die Bewältigung von Schmerzen und chronischen Krankheiten merklich erleichtern. Das Gute ist, Sie profitieren davon gleich in mehrfacher Hinsicht: Entspannungstechniken senken den Tonus der Muskeln, die bei Gelenkproblemen häufig schmerzhaft verspannt sind, lassen den Körper mehr schmerzhemmende Hormone (Endorphine) produzieren und Sie lernen dadurch, besser mit Ängsten und Unruhe umzugehen, und fühlen sich den Schmerzen nicht hilflos ausgeliefert. Selbstverständlich können Sie nicht alle Stressoren aus Ihrem Leben verbannen, aber zumindest einen guten Umgang damit lernen. Die Vielfalt an Entspannungstechniken ist so groß, dass ganz bestimmt auch für Sie etwas dabei ist, sei es Meditation, Autogenes Training, progressive Muskelrelaxation nach Jacobson oder meditative Bewegungsformen wie Qigong, Tai-Chi oder Yoga.

GUTE NACHT: Anhaltender Schlafmangel bedeutet Stress und verstärkt Gelenkschmerzen. Je weniger Sie schlafen, desto mehr sinkt die Schwelle, ab der Sie äußere Reize als schmerzhaft empfinden. Eine entspannte Nachtruhe dagegen wirkt entzündungshemmend und fördert die Genesung. Wenn Sie hier Probleme haben, schauen Sie doch mal in den Ratgeber „Das Besserschlafen-Prinzip" von Prof. Dr. Dr. Kai Spiegelhalder.

Meditation gegen den Schmerz

Ziel der genannten Verfahren ist es, dass sich eine tiefe Entspannung im Körper einstellt, wodurch Ihr Blutdruck sinkt, Ihr Herz langsamer und damit ökonomischer schlägt und sich Ihre Schmerzzentren im Gehirn beruhigen. Insbesondere bei Rheuma zeigen Studien, dass Meditation das am stärksten wirksame Entspannungsverfahren ist, das nicht nur das psychische Befinden verbessert, sondern auch die Entzündung eindämmt. Ein möglicher Erklärungsansatz dafür wäre, dass die Kapazität unseres Abwehrsystems sich im Entspannungszustand ganz auf die Bekämpfung der Entzündung stürzen kann und nicht noch mit anderen Stressoren beschäftigt ist. Vollständig gesicherte Erkenntnisse zeigen die Studien bisher jedoch noch nicht.

Bereits wenige Wochen des täglichen Meditierens reichen demnach aus, um die Schmerzen deutlich zu reduzieren. Es existieren zahlreiche Techniken, um die Gedanken zur Ruhe zu bringen, zumeist geht es dabei um die Konzentration auf den Atem oder das gedankliche Sprechen einer bestimmten Wortfolge. Wichtig ist, dass Sie eine angenehme und bequeme Position zum Meditieren einnehmen, aber trotzdem wach und konzentriert bleiben. Meditationsübungen können Sie sich zwar aus Büchern oder aus dem Internet aneignen, besser ist es aber, einen Kurs unter professioneller Anleitung zu besuchen. Dadurch können Fehler frühzeitig erkannt und korrigiert werden, außerdem bleiben Sie dadurch konsequenter dran am Entspannungstraining.

Ob Arthrose, Rheuma, Gicht oder Verletzungsfolgen – Gelenkbeschwerden können die Lebensqualität reduzieren und ganz schön aufs Gemüt schlagen. Lassen Sie es am besten aber gar nicht erst soweit kommen und suchen Sie sich einen Arzt, der sich mit Ihrer Krankheit auskennt, dem Sie vertrauen und der Ihre Therapien koordiniert. Zusätzlich zu den von mir verordneten Behandlungen ermutige ich meine Patienten dazu, die eben genannten Maßnahmen zu testen und sich diejenigen herauszupicken, die ihnen am besten helfen. Denn gerade bei chronischen Gelenkschmerzen ist es wichtig, handlungsfähig zu bleiben und auch in Schmerzphasen nicht vollständig abhängig von anderen zu sein. Am Ende sind Sie nämlich selbst Ihr bester Therapeut!

HILFE

Register

REGISTER

Dr. med. Wolfgang Schillings ist Facharzt für Physikalische und Rehabilitative Medizin am Universitätsklinikum Hamburg-Eppendorf und seit 2012 Mannschaftsarzt beim Bundesligisten Hamburger SV. Gelenkschmerzen sind sein tägliches Geschäft. Als diplomierter Sportlehrer und mit langjähriger Erfahrung als leitender Redakteur des Laufmagazins „Runnings" weiß er, wie man Sport- und Medizinwissen verständlich und motivierend vermittelt.

Die Stiftung Warentest wurde 1964 auf Beschluss des Deutschen Bundestages gegründet, um dem Verbraucher durch vergleichende Tests von Waren und Dienstleistungen eine unabhängige und objektive Unterstützung zu bieten. Mehr zu unserem Qualitätsanspruch und viele weitere Bücher finden Sie unter www.test.de.

Stiftung Warentest

© 2025 Stiftung Warentest, Berlin

Stiftung Warentest
Lützowplatz 11–13, 10785 Berlin
www.test.de
email@stiftung-warentest.de
USt-IdNr.: DE136725570

Vorständin: Julia Bönisch

Programmleitung: Niclas Dewitz
Autor: Dr. med. Wolfgang Schillings
Projektleitung: Veronika Schuster
Lektorat: Carsten Tergast, Leer
Fachliche Beratung (Übungsanleitungen): Sebastian Capel
Korrektorat: Nicola Woratz, Berlin
Grafik, Satz: Christian Königsmann
Fotograf: Bernd Roselieb, Frankfurt
Models: Marc Banasiak, Simone Pflugrad
Verlagsherstellung: Rita Brosius (Ltg.), Romy Alig, Susanne Beeh
Druck: MEO MEDIA, eine Marke der Meinders & Elstermann GmbH & Co. KG, Belm

ISBN: 978–3–7471–0924–3

Unser Umweltversprechen Wir haben für dieses Buch 100 % Recyclingpapier und mineralölfreie Druckfarben verwendet. Stiftung Warentest druckt ausschließlich in Deutschland, weil hier hohe Umweltstandards gelten und kurze Transportwege für geringe CO_2-Emissionen sorgen. Auch die Weiterverarbeitung erfolgt ausschließlich in Deutschland.

100% Recyclingpapier · Mineralölfreie Druckfarben